Confession d’un hypocondriaque

Christophe Ruaults

Confession d'un hypocondriaque

ÉDITIONS FRANCE LOISIRS

Édition du Club France Loisirs,
avec l'autorisation de Michalon Éditeur

Éditions France Loisirs,
123, boulevard de Grenelle, Paris
www.franceloisirs.com

ISBN : 978-2-298-08290-6

À Caroline

AVANT-PROPOS

J'ai la grippe. Je le sais, je le sens. Pas n'importe laquelle. Une du genre méchante, vindicative. Celle qui frappe durement, au hasard, pour faire un exemple. L'espagnole ou l'asiatique, peut-être la médiatique H1N1. La pandémie me réclame et avec un peu de chance je finirai en brève dans les JT du soir. Mais avant, j'aurai raconté mon histoire. Elle vous fera rire ou pleurer, à vous de voir. Je dirai tout, je n'oublierai rien. Ni le virus aviaire que me transmit un jour l'un des cygnes du bois de Vincennes ni le moustique-tigre qui m'inocula le Chikungunya en pleine banlieue parisienne, à plus de dix mille kilomètres de la Réunion – vous conviendrez que c'est avoir contre soi la loi des probabilités. Ma légionellose était-elle plus prévisible ? Peut-être, dans la mesure où je ne peux pas éviter sans cesse les atmosphères climatisées dont raffole cette maladie, au nom qui fleure bon le sable chaud et les amours caprines mais qui vous mène tout droit à la pneumopathie. Le cancer, j'ai eu, le sida, j'ai connu. Parkinson m'a fait trembler, la mucoviscidose m'a étouffé, Alzheimer m'a vidé et la méningite m'a foudroyé.

Stop, au secours ! Je deviens fou, ressaisissez-moi. Un reste de lucidité me commande de dire la vérité avant que « l'autre » ne reprenne le dessus. À ce jour, je vais aussi bien qu'on peut aller lorsque ni l'âge ni la maladie ne sont encore venus commencer leur travail de sape, je dirais même que j'affiche une forme insolente mais vous n'imaginez pas comme cela me coûte de l'écrire. J'ai peur que cette déclaration faite au grand jour ne passe pour de l'orgueil auprès des forces mystérieuses qui régissent notre santé, qu'elle les irrite et attire sur moi leur courroux. Pourtant, je sens que je dois passer aux aveux, au moins une fois, quitte à me rétracter ensuite, car cela peut me sauver de moi-même. Après tous les examens que j'ai subis à ce jour, il en reste un que je suis le seul à pouvoir entreprendre : celui de ma conscience. Alors oui, d'après le dernier check-up en date – mon dernier check-up est toujours récent – je peux me flatter d'avoir des organes en parfait état, rutilants, aussi frais qu'une limande pêchée du jour.

Je m'appelle Thomas Charlie Pierre Lutraux, né de Georges et Carole Lutraux. J'ai trente-neuf ans, je mesure un mètre soixante-dix-huit et je pèse soixante-neuf kilos. Je suis journaliste dans la presse écrite, un métier dangereux dans la mesure où l'on sait aujourd'hui que la position assise prolongée – la mienne lorsque je tape mes articles – accroît les risques de maladies cardio-vasculaires en rendant moins aisée la circulation sanguine, sans compter ceux de développer un cancer du colon ou du sein. Vous pouvez me croire sur parole, je suis responsable de la rubrique « Santé » dans mon journal, *Investigation*, où j'œuvre à l'édification des masses ignorantes. J'ai un emploi du temps qui déborde, une femme institutrice qui a quitté notre appartement de Clamart pour habiter mes pensées, un chien apathique qui, lui, est toujours à la maison, zéro enfant, une sœur cadette qui cultive ses propres phobies ; j'ai 433 amis sur Facebook et beaucoup moins dans la vie. Le meilleur d'entre eux s'appelle Ulysse, journaliste lui aussi à *Investigation*. Mon rédac' chef est un con de première catégorie, mon voisin vire obèse, mes voitures ont souvent été bleues et mes nuits blanches – ce qui favorise le diabète. Il me faut bien admettre la réalité : mon espérance de vie est celle de la moyenne des Français, dans les soixante-dix-huit ans auxquels me donne droit mon chromosome XY.

Cela dût-il vous surprendre, je n'ai pas ma place dans les encyclopédies médicales pour avoir survécu aux maladies les plus graves. Je n'ai pas non plus été catapulté de la planète Krypton et je n'ai jamais mis les pieds à Lourdes. Voici en quelques pages les tenants et les aboutissants de cette étrange disposition qui est la mienne et du tour inattendu – et déplaisant – qu'elle a fait prendre à ma vie.

Je suis atteint

L'hypocondrie ne protège pas de la maladie.
Thomas Lutraux

Il me faut le confesser dans ces pages – elles ont été écrites pour cela –, toutes les maladies dont j'ai à me plaindre, et que je redoute, partent d'un seul et même endroit : le cerveau. C'est le quartier général de mes angoisses, le récipient où mes délires infusent. Je surveille mon corps comme on surveille un trésor, je lui accorde une attention de tous les instants, il est sur écoute en permanence. À trop vouloir écouter, on finit par entendre et c'est alors que mes méninges se mettent à chauffer jusqu'à ébullition. Dès le moindre symptôme, je me sais atteint d'une maladie grave et dans la plupart des cas, incurable, j'en suis convaincu jusqu'au tréfonds de mes cellules. Si Jésus prenait sur ses épaules tous les péchés du monde, je porte sur les miennes toutes les maladies du monde et mon chemin de croix est jalonné de consultations, d'ordonnances, d'analyses et d'examens de toutes sortes. Inutile de culpabiliser pour l'équilibre de nos finances publiques si vous êtes du genre à filer chez votre généraliste au premier rhume venu ; quand il s'agit de creuser le trou de la Sécu, je manie la pelleteuse comme personne.

Je me souviens parfaitement du jour où Claire prononça le mot pour la première fois. C'était en 2002, au *Café Ruc*, place du Palais-Royal. Nous nous connaissions depuis quelques jours seulement et, devant un thé aux fruits rouges pour elle et un jus de tomate bio pour moi, je lui racontais ma vie – passionnante – de journaliste, comment je trouvais l'inspiration de mes sujets, les heures passées sur mon ordinateur à écrire, et le syndrome du canal carpien qui en avait résulté au niveau de ma main droite. C'est au moment où je lui confiais avoir cru dans un premier temps à la sclérose en plaques qu'elle prit quelques secondes pour m'observer avec ses yeux verts, avant de me questionner, un délicieux sourire en coin.

— Thomas, tu ne serais pas un peu hypocondriaque par hasard ?

— Pardon ?

— Oui, tu sais bien, du genre à toujours t'imaginer avoir attrapé une maladie, grave bien entendu, sinon c'est pas drôle.

Elle m'aurait traité de chochotte peureuse et pleurnicharde que je ne me serais pas senti plus humilié.

— Pas du tout, je n'imagine rien et connaissant les signes avant-coureurs de la sclérose en plaques, je pensais avoir des raisons valables et objectives de m'inquiéter.

J'essayais de m'exprimer sur le ton le plus dégagé possible.

— Et avant celle-ci, quelle autre maladie as-tu pensé attraper ?

— Je ne vois pas, aucune récemment.

Je voyais très bien. Le syndrome de Guillain-Barré, huit jours plus tôt.

La lucidité était l'une des nombreuses qualités de Claire et j'aurais maintes occasions de l'apprécier pendant les huit années qui allaient suivre. De son côté, elle venait de mettre le doigt sur ma névrose et trouverait, au cours des mêmes années, l'opportunité de s'en amuser, de s'en émouvoir… et de s'en lasser. Au *Café Ruc*, elle ne savait pas encore que mon état me ferait lui dire un jour la seule chose qu'elle n'avait pas envie d'entendre. Claire avait des tas de qualités mais aucune boule de cristal.

Hypocondriaque : un mot à la consonance étrange, rimant avec maniaque, paranoïaque et cardiaque. « Qui souffre d'un état d'anxiété permanente, pathologique, concernant la santé », voilà comment mon *Larousse* résumait l'affaire. En lisant cette définition, j'en découvris une autre, celle du mot qui précédait. Hypochrome : « Se dit d'une anémie due à une diminution de la concentration de l'hémoglobine dans les globules rouges. » Je sentis immédiatement un vilain coup de pompe et l'envie impérieuse de refermer le dictionnaire.

Étant donc établi que l'hypocondrie est une maladie, en voilà au moins une que l'hypocondriaque ne fait pas naître de son imagination. Quant aux autres, toutes les autres, je patauge dedans à longueur d'articles. Chaque matin, les rapports anxiogènes et les études flippantes remplissent ma boîte mail de journaliste Santé. Ils me donneraient aussi sec l'envie de me jeter sous les roues d'un bus de la ligne 191 à Clamart si je n'avais cette possibilité, indispensable à mon équilibre mental, de faire partager mes angoisses à des lecteurs qui ne demandent que ça. Si je devais garder pour moi tout ce dont m'abreuve le milieu médical, j'imploserais comme une vieille télé et l'on me retrouverait un jour prostré devant mon ordinateur, le regard vide, la bouche ouverte et un filet de bave au coin des lèvres. Ceux qui me lisent m'épargnent cette fin piteuse en me délestant d'une part de mon fardeau. Je peux m'épancher sur leur épaule avant qu'eux-mêmes ne le fassent avec leur entourage et ainsi de suite. Dans cette pyramide, ce n'est pas du champagne qui se déverse de haut en bas mais de la peur et c'est moi qui régale.

L'appréhension peut tout aussi bien surgir d'une conversation banale. Je suis une éponge et que l'on m'entretienne de fibromyalgie, rubéole, œdème de Quincke ou insuffisance veineuse, je m'imbibe. Tuberculose, arthrite, colopathie ? Je m'imprègne. Bien entendu, je m'attribue en priorité les maladies mortelles, privilégiant celles qui se terminent par une agonie lente, douloureuse et dégradante.

Et puis, il y a la télé, toujours prompte à allumer un feu quelque part. Un jour, en nous alertant sur les risques de voir une hépatite C se transformer en cancer du foie, ou sur la possibilité de contracter une maladie nosocomiale à l'hôpital. On connaît les maladies sexuellement transmissibles, j'aurais beaucoup à dire sur celles qui s'attrapent par les ondes. Les statistiques à ce sujet sont édifiantes : entre 1999 et 2006, la rubrique « Santé » est passée du douzième rang des rubriques des JT au quatrième. Entre 1996 et 2001, 1369 sujets ont été consacrés à la vache folle sur les chaînes principales. Rien qu'en 2009, la grippe H1N1 a eu droit à plus de 700 reportages. Ce n'est plus de l'information, c'est du harcèlement. Les reporters sont payés du salaire de la peur ! Pas étonnant que la télé soit devenue ma plus grosse pourvoyeuse d'angoisses, me fournissant chaque jour la dose nécessaire pour m'empêcher de décrocher.

Charlie

Mon Mr Hyde à moi ne fait de mal à personne,
si ce n'est à la Sécu.
Thomas Lutraux

J'aimerais pouvoir fuir mon écran plat lorsqu'il m'agrippe par la manche pour me parler de ma santé. Non, je vous dois la vérité. C'est seulement une moitié de moi qui souhaiterait s'esquiver car l'autre moitié, elle, a très envie de répondre à ses avances cathodiques, animée d'une curiosité malsaine. S'installe alors un dialogue intérieur entre mes deux « moi » qui se font face, variante *soft* de Norman Bates et de sa mère taillant une bavette dans *Psychose* d'Hitchcock ou comment devenir schizophrène devant *Le Magazine de la santé au quotidien.*

— Elle a l'air intéressante cette émission, regarde-la, tu vas sûrement apprendre des choses !

— Pas question, je sais comment ça va finir.

— Ça finira mal à coup sûr si tu préfères laisser les maladies agir dans l'ombre.

— Je voudrais faire une pause, me changer les idées, être un peu insouciant, c'est trop demander ?

— Des insouciants, on en trouve plein les cimetières, espèce de feuille de maladie mal remplie !

Cet autre « moi » prend facilement la mouche, il n'aime pas que son double lui résiste. Si besoin, il n'hésite pas à dramatiser. C'est qu'il finirait par me donner un ulcère !

—T'es-tu déjà demandé ce qui se passerait si j'arrêtais un jour de m'angoisser pour ma santé. Est-ce que ma vie n'en serait pas meilleure ?

— Et si le ciel était vert, et si les hippopotames jouaient à la console de jeux, est-ce que ta vie n'en serait pas meilleure ? On peut revenir sur Terre maintenant ?

— Bon, bon…

Je me dois de faire les présentations. Ce téléphage ombrageux, c'est Charlie – mon second prénom pour un aspect de ma personnalité dont je ne suis pas très fier mais avec lequel je dois composer. Nous sommes tous pétris de contradictions, parfois en proie à des émotions ambivalentes et qui peuvent nous laisser dans un état de confusion totale. J'ai fait de l'ambivalence un art. Je suis Thomas autant que je suis Charlie, cet être torturé qui a fait de sa vie une pénitence pour expier je ne sais quels mystérieux péchés. En ayant pris pour habitude de le nommer, j'ai l'impression de le tenir en respect, de le circonscrire, de le mater mais il me faut accepter l'évidence, cette impression est une illusion. Charlie est chez moi chez lui et il prend le contrôle de la situation quand cela lui chante et sans faire de sentiment. Tant de combats perdus pour ma pauvre Claire.

Il faut dire que ce mauvais génie a une ordonnance à la place du cœur et s'il lui arrive de l'écouter, ce n'est que pour y déceler une éventuelle anomalie au niveau de la veine cave supérieure. C'est ma part sombre, anxieuse, toujours en alerte et addicte aux médicaments. Je lui dois mes coups de chaud et mes sueurs froides. Charlie est accro à mon taux de cholestérol, bon ou mauvais, de glycémie et d'urée, il suivrait en temps réel ma numération globulaire s'il le pouvait. Un léger mal de crâne et c'est ma tête qui va éclater avant la rupture d'anévrisme. Charlie s'endort le soir en comptant les dix mille espèces microbiennes qui colonisent notre corps, les cent mille milliards de micro-organismes présents sur notre peau, dans nos intestins, notre nez ou notre bouche.

Il se rappelle à mon souvenir de manière intempestive, sans crier gare et parfois à une cadence infernale mais j'ai la chance de l'avoir identifié. C'en est une, croyez-le, car cela m'évite de basculer dans un trouble dissociatif de l'identité qui m'aurait empêché de vous narrer mon histoire. Je suis donc à ranger dans la famille des hypocondriaques névrotiques et non psychotiques. Les premiers sont conscients de leur état, les autres ont lâché prise et Charlie est chez eux l'unique maître à bord. Se réjouir de n'être *que* névrotique, n'est-ce pas finalement une belle manière de positiver ?

Une chose est sûre. Devant la télé, Charlie aura

toujours le dernier mot et je finis par saisir la télécommande, tel l'alcoolique se jetant sur sa bouteille de whisky. Comme prévu, l'émission, redoutée et désirée à la fois, actionne le mécanisme infernal. Ni une ni deux, je plante là mon téléviseur et je file sur Internet croyant y trouver des informations rassurantes. Erreur fatale ! Au lieu de m'offrir une planche de salut, le web m'entraîne au fond de l'abîme. En quelques clics, j'accède aux sites les plus alarmistes sur la maladie du jour et mon stress atteint des niveaux olympiques. Pour m'éviter d'en arriver là, aux grands maux les grands remèdes. Frédérique, ma petite sœur – même devenue grande, une petite sœur reste « petite » – a bloqué sur mon ordinateur l'accès à tous les sites médicaux. Louée soit cette femme qui manie l'informatique comme je manie la carte Vitale. Elle me connaît jusqu'aux soubassements de mon âme tourmentée et sait bien que si je le pouvais, je chatterais sur la toile avec les pensionnaires de Villejuif et de la Pitié-Salpêtrière.

Eux pourraient m'en dire plus sur la maladie numéro 1 au hit-parade de Charlie, une valeur sûre, un standard qui m'accompagne depuis de longues années et surpasse toutes les autres par un nombre incalculable de déclinaisons possibles, j'ai nommé Sa Majesté le cancer. Registre incomparable, grande variété de douleurs et de symptômes, vaste zone de couverture. Mal au ventre, à la tête, au dos, au genou, à l'œil, aux couilles, au cul, c'est peut-être – sûrement – le cancer. Une grosseur par-ci, un grain de beauté par-là, encore lui. Une toux qui ne passe pas, la fatigue qui s'installe, toujours lui. Délicieusement sournois, le cancer offre une porte de sortie au malade en mal d'inspiration, il ne vous laissera jamais en rade. Plus fidèle que lui, tumeur. Dans le répertoire de l'hypocondriaque, c'est un classique, comme Molière ou Racine pour un sociétaire de la Comédie française. On a beau dire, on a beau faire, inventer de nouvelles maladies sorties de nulle part, en remettre au goût du jour d'autres qui étaient passées de mode, le cancer reste indémodable, intemporel. Il nous survivra tous.

En attendant le moment fatidique, celui où un praticien assermenté ne manquera pas de me confirmer le diagnostic que j'ai déjà établi, Charlie prend les commandes dans le cockpit. C'est le grand-huit dans mes boyaux, j'erre dans l'appartement comme une ombre maudite, le teint cireux et le regard vide, une vraie tête du musée Grévin. Je compte les heures qui me séparent du rendez-vous chez le spécialiste, de préférence cher et exerçant de l'autre côté du périphérique – à Paris en langage clamartois. Des observateurs qui m'auraient bardé d'électrodes situeraient le pic de l'angoisse dans la salle d'attente. C'est le moment où Charlie fait le forcing.

— Voici la fin, j'en ai bien peur, mon p'tit gars.

— Mais non, je suis sûr que ce n'est rien.

— Rien de bon, ça tu l'as dit.

— Dois-je te rappeler que tu es un champion pour les fausses alertes ?

— Ingrat ! Avec tout ce que je fais pour prendre

soin de nous. Ne compte pas sur moi pour te remonter le moral quand tu sortiras d'ici.

— Me remonter le moral, toi ? Autant demander à un radiologue de pratiquer des tarifs décents !

— Plaisante, mon p'tit gars, le temps qu'il te reste pour faire de l'humour est compté, dans quelques minutes tu ne seras plus d'humeur.

Charlie n'a pas son pareil pour me miner. Au fil des minutes, je sens les murs de la pièce se refermer sur moi, j'ai chaud, je suis oppressé, je respire mal – le type de sensations que je ressens au restaurant quand arrive l'addition. La musique de fond s'échappant des haut-parleurs de la chaîne hi-fi – il y en a toujours chez les médecins chics – prend des airs de requiem. À l'instant où je pose un pied dans le cabinet du médecin, l'autre est déjà dans la tombe. Je n'attends plus alors que la dernière cigarette du condamné (attention : fumer tue).

En un sens, quand on anticipe à ce point, on s'expose moins à recevoir la foudre à l'heure H. J'affirme même que ceux qui ne sont pas au bord de l'implosion dans la salle d'attente se privent du meilleur moment : celui où l'on vous apprend la nature bénigne de votre maladie, où un médecin stoppe la course folle de votre imagination et vous fait remettre à plus tard l'idée de coucher sur le papier vos dernières volontés. C'est comme porter toute la journée des chaussures trop petites juste pour le plaisir de les retirer le soir, il faut le vivre au moins une fois dans son existence. Vous sortez alors d'un mauvais rêve pour renaître à la vie, vous êtes un gros bourgeon qui éclôt au printemps.

Chez moi, c'est aussi le moment où Charlie rentre à la niche, rongeant son frein en attendant la prochaine crise. Mon teint vire du blanc laiteux au rose Malabar, les mots « lymphome », « leucémie » et « chimiothérapie » éclatent dans mon esprit comme des bulles de savon, je me sens aussi léger qu'une plume de cacatoès, je chante sous la pluie.

J'ai tenté de vous présenter la situation aussi honnêtement que possible mais Thomas doit admettre que son voisin dans le lobe frontal a aussi des arguments à faire valoir. Soyons clairs, Charlie rejette le terme « hypocondriaque », il lui fait horreur, il lui hérisse le poil, il lui donne la nausée. Quand bien même devrait-il reconnaître son bien-fondé qu'il vous ferait aussitôt remarquer que l'hypocondrie n'est pas un bouclier miraculeux. Elle ne confère pas l'immunité universelle et n'autorise donc nullement à baisser la garde. Lorsqu'il constate le nombre de personnes qui ne s'inquiètent pas pour leur santé ou si peu, les bras de Charlie lui en tombent. Il n'a pas l'impression de vivre sur la même planète que ces gens-là. Claire en fait partie, combien de fois n'avons-nous pas partagé une conversation à ce sujet.

— Tu ne penses jamais à la maladie ?

— Tu y penses pour nous deux, c'est bien suffisant.

Analyse pertinente, j'ai souvent imaginé aussi le pire pour elle, pour ma sœur ou mes parents.

— Ton détachement me stupéfie, comment tu fais ?

— Je prends la vie comme elle vient, avec ses bons et ses mauvais côtés.

— Mais si tu apprenais demain que tu avais un cancer ?

— Je ne sais pas comment je réagirais mais l'important n'est pas là. Si je l'apprends demain, j'y penserai demain et aujourd'hui je me réjouis d'être en pleine forme. Tu devrais faire pareil !

— Facile à dire.

« Ma femme est folle », s'est souvent dit Charlie. Être en pleine forme, peut-être mais pour combien de temps ? Forcément une échéance à court terme vu l'environnement dans lequel nous évoluons. Ce n'est tout de même pas lui qui a déclaré les gaz diesel cancérigènes mais l'OMS ! Le CO2 pollue l'atmosphère de nos villes pendant que les pesticides empoisonnent celle de nos campagnes. Inutile de rester cloîtré à la maison, nous y respirons les émanations toxiques des peintures et produits d'entretien chimiques. Alors que faire ? Prendre son téléphone portable pour appeler au secours et servir ainsi son cerveau en pâture aux rayonnements électromagnétiques émis par l'appareil ? Autant mettre la tête directement dans son four à micro-ondes. Nos aliments contiennent des produits chimiques, les éthylotests du chrome cancérigène et les seins des femmes des prothèses avariées. Charlie est un tantinet pessimiste, il voit l'humanité comme un troupeau de gnous traversant les plaines de Tanzanie et les maladies du monde moderne comme autant de lionnes s'offrant un festin. Seuls les plus vigilants et les mieux informés parviendront au bout du voyage. C'est dans cet esprit que je me suis retrouvé abonné à des publications très confidentielles mais ô combien instructives : *Médecin mon ami*, *Épidémie mon ennemie*, *Virus plus* et *L'Hebdo de la cortisone*.

Prenez le temps de respirer profondément. La prise de conscience, même salutaire, peut être violente. Vous ne vous étiez probablement jamais imaginé dans la peau d'un gnou ?

Tout petit déjà...

Mon carnet de santé m'a toujours
plus intéressé que mon carnet de notes.
Thomas Lutraux

À toute vocation son événement fondateur. Que serait devenu le jeune Mozart si son père ne l'avait pas initié au clavecin mais au cor de chasse dès son plus jeune âge ? Un virtuose de sous-bois pour renards et sangliers ? Et Picasso, tout môme, si un copain de classe ne l'avait pas rendu vert de jalousie en lui montrant ses tubes de gouache tout neufs, au point que Pablo réclama les mêmes à sa mère, aussitôt rentré à la maison ? Ce garçon est un anonyme à jamais et pourtant l'art pictural lui doit tellement.

Mon événement fondateur à moi survint le jour de mes dix ans. Certes, j'avais montré avant cet âge des prédispositions à devenir un hypocondriaque de haute volée. À cinq ou six ans déjà, quand nous jouions au docteur, mes petites copines et moi, je tenais à faire le malade et j'y mettais tout mon cœur. De son côté, Agnès Michaud, la fille des voisins du quatrième dans notre immeuble du quartier de la Vigne-Blanche aux Mureaux, mettait tout le sien à m'ausculter. Elle avait les incisives légèrement écartées, des cheveux épais comme une crinière et des petites taches de rousseur réparties à la va-vite sur ses pommettes. J'adorais son rire malicieux lorsque nous étions, moi allongé sur le lit de mes parents et elle équipée d'un stéthoscope en plastique violet. Elle me demandait rituellement :

— Monsieur Thomas, vous avez mal ici ?

— Non.

— Et là ?

— Non.

— Monsieur Thomas, quand on vient voir le docteur, c'est qu'on a mal quelque part.

Heureux âge des papouilles, des « patouilles », comme disait Agnès. Je finissais par lui dire, en désignant ma bouche :

— J'ai très très mal ici.

Elle y déposait alors un bisou comme une poule picore du grain, sauf que la poule, elle, n'éclate pas de rire ensuite.

Il me fallut cependant attendre le jour de mon dixième anniversaire, le 7 avril 1982, pour que mon tempérament trouve pleinement matière à s'épanouir. En me réveillant ce matin-là, je ne me doutais pas que j'allais faire une rencontre qui bouleverserait le cours de ma vie. Elle était belle, elle sentait bon, elle était douce au toucher et elle allait m'apprendre tout un tas de choses : l'*Encyclopédie médicale* offerte par l'oncle Roger. Un oncle qui avait le sens des responsabilités, veillant toujours à faire des cadeaux utiles à son neveu et à sa nièce. Il était devenu professeur d'histoire-géographie, faute d'avoir pu poursuivre ses études de médecine, pourtant sa grande passion. Sa trop forte émotivité devant la moindre gouttelette de sang avait scellé son destin : au lieu de soigner les corps, il remplirait les têtes. Pendant que je tournais intrigué les précieuses pages de l'imposant volume posé sur mes genoux, ma mère lui demanda :

— Tu ne crois pas qu'il est encore un peu jeune pour ouvrir une *Encyclopédie médicale* ?

Ma mère s'inquiétait souvent pour moi.

— Bien sûr que non. À son âge je savais déjà ce qu'était un épanchement pleural !

— Mais il ne va pas tout comprendre.

— L'important, c'est d'éveiller sa curiosité. Qui sait, on va peut-être faire naître en lui une vocation de médecin.

Voyait-il en moi celui qui lui ferait vivre son rêve par procuration ? Pauvre homme, au lieu d'une vocation de médecin, il ne réussit à déclencher qu'une vocation de malade. Le sixième sens de ma chère petite maman ne l'avait pas alertée pour rien. Ce 7 avril 1982, l'oncle Roger venait d'apporter une contribution de tout premier ordre à l'éclosion de Charlie, l'aidant à sortir sa tête de l'œuf pour parcourir d'un regard affolé le vaste monde. Aujourd'hui encore, je m'interroge : le cher oncle mérite-t-il pour ce cadeau d'anniversaire une reconnaissance infinie ou d'être plongé tout entier dans une cuve de métal en fusion ?

Toujours est-il qu'un nouveau monde s'offrait à l'explorateur que j'étais devenu, de A comme « abcès » à Z comme « zona ». Un monde fait de bilharziose, de distomatose ou de maladie de Waldenström. Je découvrais le corps humain et tout ce qui le compose, son fonctionnement, les principes qui le régissent mais aussi et surtout les mille dangers qui le guettent. De belles illustrations me montraient cet univers caché, avec des organes à la place des planètes et le cœur dans le rôle du soleil. J'étais à la fois fasciné et inquiet. Fasciné devant la complexité et l'ingéniosité du système, inquiet parce qu'un minuscule grain de sable pouvait suffire à le dérégler. Dès que je saisissais l'un des dix volumes de mon *Encyclopédie*, son poids me rappelait tout le savoir contenu dans ses pages et je le maniais avec d'autant plus de respect. Nul autre que moi dans la famille ne pouvait y toucher et je veillais en particulier à ce que ma sœur Frédérique s'en tienne toujours à bonne distance. Bien entendu, l'interdit ne faisait qu'attiser sa convoitise et cela se terminait immanquablement dans les jupes de notre mère.

— Qu'est-ce que vous avez encore à vous chamailler tous les deux !?

— C'est Frédérique qui met ses sales pattes dans mes affaires.

— Maman, Thomas il veut pas que je regarde son livre !

— Sûrement parce que ce n'est pas un livre pour les petites filles, ma chérie.

— Non, c'est parce qu'il regarde dedans des dames et des messieurs tout nus !

La chipie avait entraperçu le chapitre « Anatomie générale ». Pour me venger de cette détestable habitude qu'avait Frédérique de vouloir fouiner dans mes affaires, l'envie m'a souvent saisi de pratiquer en retour la vivisection sur ses poupées. Un vieux fond d'amour fraternel, à chaque fois, retint ma main vengeresse. J'étais loin de me douter par ailleurs que ma petite sœur aurait tout le loisir de développer plus tard ses propres phobies.

Dès lors, j'allais consacrer mon temps libre à la lecture de mon *Encyclopédie* mais sans renoncer pour autant aux jeux et à la détente. Au contraire, ils allaient en devenir le prolongement. Démiurge exalté, je réussis à entraîner quelques-uns de mes camarades dans ma folie créatrice. Mes héros, c'étaient les anticorps qui se battent contre les sinistres virus. Les synopsis de mes jeux en valaient bien d'autres mais cela prenait plus de temps pour les mettre en place.

— Fabrice, tu fais le streptocoque.

— Qu'est-ce que c'est un creptronoque ?

— Et toi Jérôme, tu seras une gélule de Clamoxyl.

— C'est quoi une gélule de Flaboxyl ?

Imaginez comme il me fallait être inventif lorsque je mettais à contribution ma mère et sa machine à coudre pour un costume de streptocoque. J'étais un metteur en scène pointilleux, intraitable quant à la véracité des personnages. Pour les globules, il fallait s'habiller en rouge ou en blanc, haro sur les déviants qui osaient se présenter en bleu !

— Vous vous croyez où, chez les Schtroumpfs ?

— T'es pas drôle et en plus, on n'y comprend rien à ton histoire d'infection.

J'étais un enfant et en tant que tel je pouvais être cruel. Comme au théâtre, les garçons étaient naturellement destinés à tenir certains « emplois » : le cholestérol ou le diabète pour les petits gros, les microbes pour les plus chétifs. Quant aux filles, les rôles d'épidémie leur étaient dévolus, ce qui n'allait pas sans éveiller en elles une grande perplexité. Une Caroline ou une Nathalie de dix ans est plus habituée à jouer une princesse qu'une grippe espagnole. Elle sait faire la peste, à la rigueur.

Je dois bien avouer que je ne réussis pas à me rallier les masses autant que je l'aurais souhaité. Petit à petit, cette façon de revisiter nos jeux, trop avant-gardiste probablement, fit de moi un incompris dans mon quartier et je dus faire face à une hémorragie continue dans mes bataillons. Au bout du compte, seuls un streptocoque et deux globules me restèrent fidèles.

L'année 1982 fut fondatrice à plusieurs titres. Ce fut aussi celle où je découvris à la télévision le feuilleton *Médecins de nuit*. Ce n'était pas rien, rendez-vous compte : les médecins devenaient des héros de fiction, autrement dit *Urgences* bien avant l'heure. Le *Dr House* n'avait même pas commencé son internat, l'équipe hospitalière de *Greys Anatomy* était encore en couches-culottes. Certes, le rythme de la série s'inscrivait dans la tradition télévisuelle française – si tant est qu'on puisse utiliser ici le mot « rythme ». Dans *Médecins de nuit*, vous pouviez voir pendant un bon quart d'heure le médecin faire le tour d'un pâté de maisons au volant de sa 205 Peugeot dans l'espoir de trouver une place où se garer. Toute l'action se déroulait en temps réel – si tant est qu'on puisse ici utiliser le mot « action ». Le reste était à l'avenant. Notre héros s'engouffrait dans un immeuble, appelant d'un air pénétré l'ascenseur. Les scénaristes ayant décidé de jouer avec nos nerfs, zoom avant sur la porte métallique et l'écriteau « Ascenseur en dérangement ». C'est seulement onze étages plus tard, montés à pied et toujours en temps réel, que nous le voyions sonner à la porte de M. Martin.

— Bonsoir, je suis le médecin que vous avez appelé.

— Bonsoir.

— Qui est malade ?

— C'est mon fils, il se plaint d'avoir mal à la gorge.

— Puis-je le voir ?

— Bien sûr, suivez-moi.

Dans la foulée, M. Martin emmenait à petites enjambées notre médecin de nuit dans la chambre du petit Benoît, au bout du couloir.

— Alors mon bonhomme, il paraît que tu as mal à la gorge ?

— Oui, très très mal.

— Tu as chaud aussi ?

— Oui.

— Tu vas ouvrir la bouche toute grande et me faire « Aaaaaaaa ».

— Aaaaaaaa.

— C'est bien, maintenant tousse.

— …

— Plus fort.

— …

— Qu'est-ce qu'il a, docteur ?

Bonne question. De quoi souffrait Benoît ? Rhinopharyngite ? Angine rouge ? Blanche peut-être ? C'est au moment où le médecin, la mine grave, s'apprêtait à rendre son diagnostic que l'image se figeait pour laisser défiler le générique de fin, procédé diabolique pour nous tenir en haleine jusqu'à l'épisode suivant. J'appris bien plus tard que *Médecins de nuit* donna l'envie à beaucoup de téléspectateurs de revendre leur 205 Peugeot.

Enfin, j'arrivai à l'âge de « la première fois ». Chacun d'entre nous se souvient de sa première fois. Elle reste gravée dans notre mémoire pour le restant de nos jours. On y repense des années plus tard avec émotion, de la nostalgie parfois. J'avais seize ans et j'étais élève au lycée Saint-Exupéry de Mantes-la-Jolie – où nous habitions après avoir quitté Les Mureaux. Beaucoup plus âgée que moi, elle était cardiologue. C'était la première fois que je me retrouvais seul, sans ma mère, à une consultation. Le début de ma vie d'adulte, le moment de prendre mon envol mais c'est Charlie qui déployait ses ailes, la peur au ventre.

— Tu les as ressenties ?

— Quoi donc ?

— Les palpitations.

— Quelles palpitations ?

— Fais pas l'idiot, je sais que tu les as ressenties, alors on consulte et fissa !

Charlie voulait s'assurer que notre principal organe,

le saint de tous les saints, sur lequel l'*Encyclopédie* de l'oncle Roger nous avait rassasiés d'informations, jouerait son rôle – de premier plan – pendant les soixante ans qui allaient suivre.

Je me souviens parfaitement du visage austère de la cardiologue. Ses petits yeux marron foncé étaient encastrés derrière des lunettes en écaille. Ces yeux-là ne se posaient pas sur vous, ils vous transperçaient. Ses cheveux, aussi noirs que les lunettes, étaient regroupés en un chignon qui lui donnait l'air d'une marâtre dans un film de Walt Disney. Son nez ressemblait au bec d'un condor et sa bouche affichait un sourire à l'envers. Dans un club sadomaso, elle aurait fait un malheur comme maîtresse dominatrice, dans son cabinet elle avait la tête de l'emploi pour annoncer au patient une mauvaise nouvelle. J'y vois rétrospectivement des avantages car devant un médecin chaleureux, certains vont même jusqu'à faire de l'humour, vous vous détendez, vous baissez la garde et lorsqu'il vous annonce que vous n'en avez plus que pour trois mois, vous croyez à une plaisanterie. Aucun risque avec ma cardiologue. D'abord, elle voulut savoir ce qui m'amenait dans son antre. Mes supposées palpitations l'ayant laissée de marbre – roche avec laquelle elle partageait une indéniable froideur – elle ne chercha pas à en savoir plus et entreprit de prendre ma tension.

— 17.8.

— Qu'est-ce que ça veut dire ?

Pas de réponse.

— C'est grave ?

— C'est beaucoup.

— Mais qu'est-ce que ça veut dire ?

À nouveau, pas de réponse. D'autres médecins se seraient rendu compte de mon extrême nervosité et m'auraient suggéré de me détendre mais la compassion semblait étrangère à ma dominatrice à lunettes d'écaille. Pour l'électrocardiogramme, elle sortit des pinces et des électrodes, me les posa sur le torse et les membres après y avoir appliqué un gel bleu et froid. Ma pensée en cet instant fut de me dire que j'avais intérêt à réussir mon examen si je ne voulais pas subir les foudres de l'examinatrice. J'étais sur des charbons ardents, stressé à en faire griffonner la machine en dehors du rouleau de papier. Au-dessous de son chignon, l'inquisitrice regardait d'un air renfrogné l'aiguille rendre son verdict, affichant une mine circonspecte que je décidai de traduire en ces termes : « Comment vais-je lui annoncer qu'il est foutu ? »

Charlie était à la fête, il s'offrait une dose d'angoisse pure, un *shoot* de premier choix, servi par une experte.

— C'est plié mon p'tit gars, à partir de maintenant il va falloir éviter les émotions trop fortes.

— Du genre ?

— Du genre, les manèges dont tu raffoles et qui moi me mettent l'estomac à l'envers.

— Les manèges ?

— Tu sais bien, les plus forts en sensations, ceux qui te donnent l'impression d'être dans la navette spatiale au moment du décollage.

— Et pourquoi ça ?

— Parce qu'il est précisé à l'entrée : « Déconseillé

aux femmes enceintes et aux personnes souffrant de troubles cardiaques », bienvenue au club !

— Eh bien, je me rabattrai sur les autos tamponneuses.

Bref, ma vie serait moins exaltante donc moins intéressante et forcément plus courte. Pour un lycéen de seize ans, on a connu perspectives plus encourageantes.

Au bout de quelques minutes, le bruit émis par la machine diminua d'intensité et l'aiguille donna l'impression de s'essouffler. Elle finit par s'arrêter pour de bon et le silence se fit. Un silence de mort. La femme au bec de condor arracha les feuillets d'un geste sec, se leva et disparut dans le bureau adjacent. J'étais convaincu d'être bon pour la transplantation, au minimum de devoir demander à l'oncle Roger un pacemaker pour mon dix-septième anniversaire. Lorsqu'elle revint, la cardiologue SM n'avait pas encore l'air prête à lâcher le morceau.

— C'est terminé.

— Je peux me rhabiller ?

— Oui.

Je m'exécutai comme un automate. Ma tortionnaire allait-elle se décider à me dire mon fait ? Il me fallut attendre quelques minutes de plus avant que les paroles libératrices jaillissent à mon oreille, toujours exprimées dans ce style sobre et dépouillé qui était le sien.

— Rien à signaler, tout est normal.

— Mais ma tension de 17.8, tout à l'heure ?

— L'inquiétude, jeune homme, le stress si vous préférez.

Ce « jeune homme » était probablement le maximum qu'elle pouvait m'offrir en termes de convivialité.

Il va sans dire que si je devais me trouver dans la même situation aujourd'hui, je demanderais une échographie pour confirmer les assertions de l'électrocardiogramme mais ce jour-là, du haut de mes seize ans, elles me suffirent amplement. Le dénouement de cette consultation me fit même l'effet d'une défibrillation. Dans mon ciel lourd de nuages, ce n'était pas l'orage prévu qui éclatait mais le soleil qui embrasait l'horizon. J'étais à ce point soulagé que j'aurais voulu embrasser comme du bon pain celle qui venait de desserrer l'étau m'écrasant la poitrine, défaire son chignon pour qu'elle secoue ses cheveux comme dans une publicité pour un shampoing de star. J'aurais aimé lui enlever ses lunettes pour mieux voir le marron de ses yeux, lui remettre le sourire à l'endroit car soudainement, elle m'apparaissait sous un nouveau jour. Je décidai que derrière ces airs revêches devait se cacher une femme souffrant d'une atroce solitude, déçue par les hommes et barricadée sous son masque de dureté. Le comble pour une cardiologue n'est-il pas de ne jamais avoir rencontré de cœur qui batte pour elle ?

Submergé par mon bonheur de l'instant, je n'avais qu'une envie, lui en donner un peu, la prendre dans mes bras et lui susurrer : « Tu sens comme mon cœur bat fort ? » Mais peut-être, cette professionnelle aurait-elle préféré que je m'adresse à elle en termes choisis : « Tu sens mes ventricules, mon artère coronaire, ma valve mitrale et mon aorte ? »

Je n'ai bien sûr rien tenté, ni le romantisme à l'état pur ni sa variante plus technique, et la feuille de maladie remplie, nos chemins se séparèrent. Qu'est-elle devenue ? Une âme desséchée ? Une femme amoureuse ? Une maîtresse dominatrice dans un club SM ? A-t-elle levé la barricade ? Parfois, il m'arrive de penser à elle quand je relis l'électrocardiogramme de mes seize ans.

Le docteur Hausler

Généralement, le généraliste
est spécialiste en généralités.
Charlie

« C'est mon ami et c'est mon maître, c'est mon maître et c'est mon ami, dès que je l'ai vu apparaître, j'ai tout d'suite su que c'était lui, lui qui allait m'apprendre à être ce que modestement je suis. » Serge Lama aurait voulu dépeindre les rapports que j'entretiens avec mon médecin qu'il n'aurait pas mieux choisi les mots de sa chanson.

Mon généraliste et moi sommes très attachés l'un à l'autre. À raison de trois à quatre consultations par semaine, Claire aurait pu croire qu'il n'était qu'un alibi pour couvrir une liaison mais elle me connaissait trop pour imaginer pareil cocufiage. Les responsables de l'Assurance maladie devraient me citer en exemple, eux qui prêchent pour une vraie relation de confiance entre le patient et son praticien. Dans mon cas, je préfère parler d'un partenariat dans lequel chacun des deux a matière à s'épanouir. En lui, j'ai trouvé le papier buvard de mes angoisses. Certes, son nom, Hausler, claque comme un coup de fouet. Gravé sur une plaque de cuivre à Clamart, il laisse à penser qu'on arrive à la kommandantur en 1942 plutôt que chez son médecin en 2012 mais il ne faut pas se fier à cette première impression vert-de-gris et oser franchir le pas de la porte.

Avec ses cheveux en bataille et sa mine rigolarde, le Dr Hausler semble toujours en mesure de pouvoir relativiser. Cette disposition, ajoutée à ses neuf années d'études et aux vingt années suivantes passées à exercer son art, lui donne la faculté d'éteindre chez moi quelques incendies naissants. Pas tous, loin s'en faut, car il arrive régulièrement que, soumis à un feu nourri de questions, il se retrouve à court de munitions. Je m'en aperçois à la façon dont commencent alors ses réponses : « À mon avis… » ; « Il est probable… » ; « Je me demande… » ; « Nous avons peut-être affaire… » ; « Il pourrait s'agir… »

C'est en général le moment où Charlie n'écoute plus le Dr Hausler. L'emploi du conditionnel, en particulier, le disqualifie à ses yeux sur-le-champ pour délivrer un diagnostic.

— On en a assez entendu, il nous balade.

— Il ne peut pas tout savoir non plus.

— Alors on passe, on relance le dé et on va directement à la case suivante !

C'est donc le moment où je siffle la fin des prolongations. Le Dr Hausler change alors de casquette pour devenir un aiguilleur de soins attentif, m'orientant vers les meilleurs spécialistes. Cette seconde attribution lui échut avec la réforme du médecin référent, celle qui a fait du généraliste le garde-frontière du pays magique où vivent les spécialistes.

C'est au niveau du portefeuille que le bât commence à blesser. La faute aux différentes réformes de la Sécu qui n'en finissent plus d'amputer nos remboursements et nous condamnent à souscrire de dispendieuses assurances complémentaires. Quelle belle façon de remercier ceux qui comme moi font acte de prévention pour éviter à la collectivité d'avoir à supporter plus tard le coût de lourds traitements !

De ce constat est née une idée que je qualifierais de lumineuse si elle n'était mienne. Les cinémas ont leurs cartes d'abonnement, la Caisse primaire d'assurance maladie aurait la sienne. On ne paierait plus à l'acte mais un montant mensuel forfaitaire. Économique et pratique, ce système récompenserait aussi notre fidélité à un médecin en nous permettant d'accumuler des points pour obtenir des cadeaux. Trois cents points et vous décrochez une biopsie, pour six cents points une coloscopie et mille vous valent un check-up complet ! Des cadeaux pour soi-même ou pour les autres, je connais certains fumeurs à qui il serait plus approprié d'offrir une radio des poumons que le sempiternel chèque-cadeau dans une grande enseigne de produits culturels.

Aussitôt rédigée, j'ai soumis mon innovante proposition par le biais d'une lettre envoyée en recommandé au ministère des Affaires sociales et de la Santé. Eh bien, croyez-le ou non, nul n'a daigné me répondre. Frileuse institution d'un pays sclérosé.

Rien de comparable avec la situation financière du Dr Hausler car ce qui me coûte lui rapporte, selon cette loi qui veut que le montant des consultations ne cesse d'augmenter pendant que celui des remboursements ne cesse de diminuer. Je l'ai probablement dissuadé de s'installer dans le sud de la France, là où les généralistes migrent dès la fin de leurs études, là où le gibier abonde, des personnes âgées à la pelle, à la santé délicieusement précaire et aux pathologies fort opportunément chroniques.

Tous les généralistes qui ont précédé le Dr Hausler n'ont pas su faire preuve de la même bienveillance ni de la même ouverture d'esprit à mon égard. À leur décharge, je reconnais placer très haut la barre de mes exigences. Sans compter que j'en sais autant que la plupart d'entre eux sur le mode d'emploi de l'IRM, la pratique des cœlioscopies, la densimétrie osseuse et le dosage d'acide urique. Vous comprendrez que la fébrilité puisse les envahir. Seul un professionnel aguerri, la passion de son métier chevillée au corps et des antidépresseurs à portée de main, tiendra la distance. Je suis de ces malades sur lesquels un médecin joue sa santé, le jeune diplômé tout droit sorti de sa faculté peut vite regretter son serment d'Hippocrate. Quelques patients de mon calibre fréquentant le même cabinet suffisent à faire exploser en plein vol une carrière naissante ou à dissoudre une vocation trop fragile comme un cachet d'aspirine dans un verre d'eau.

L'histoire d'un thérapeute à l'excellente réputation, mari aimant et bon père de famille, montre à quel point l'homme peut être proche de la bête. Pendant trois ans, il ne laissa rien paraître d'anormal dans son comportement et ceux qui le consultaient y trouvèrent toute satisfaction. Puis vint ce jour noir où il bascula sans prévenir dans une autre dimension. La dame assise dans son cabinet ce matin-là était devenue, à raison de trois ou quatre rendez-vous par semaine, une habituée des lieux et aurait pu, à ce titre, se douter qu'un événement inhabituel risquait de survenir. Les yeux de son médecin qui lui faisait face étaient étrangement vides de toute expression et ses commentaires particulièrement peu inspirés.

— Vous comprenez, docteur, je n'ai jamais ressenti une telle douleur dans la poitrine…

— Bien sûr, une douleur dans la poitrine…

— C'est plutôt le soir au coucher.

— Bien sûr, le soir…

— Mais aussi parfois le matin.

— Bien sûr, le matin aussi…

— Je me disais qu'il pouvait s'agir d'une embolie pulmonaire, j'ai vu une émission là-dessus.

— Bien sûr, une embolie pul…

Elle l'interrompit net, sur un ton agacé :

— Mais qu'est-ce que vous avez à faire le perroquet ce matin, c'est votre avis qui m'intéresse !

— Mon avis, bien sûr…

Il sortit soudainement de sa torpeur et son regard retrouva alors une étincelle de vie. Il fixa sa patiente sans rien dire et c'est au bout de quelques secondes seulement qu'il se jeta sans prévenir sur elle pour tenter de l'étrangler avec son stéthoscope, enserrant son cou avec énergie pour une euthanasie maison expéditive qui lui ferait passer sa peur de l'embolie pulmonaire. Les patients présents dans la salle d'attente, alertés par les cris de la malheureuse, accoururent pour lui porter secours tandis que son visage virait au pourpre. Ils maîtrisèrent celui qui venait de leur signifier sa démission de manière fracassante et qui leur déversa confusément un flot d'insanités, nourries de références anatomiques. Bref, un *burn out* d'anthologie. Neuf ans d'études pour revenir à l'état sauvage en neuf secondes, ce cher Darwin n'avait pas prévu l'évolution dans ce sens-là. La rescapée en fut marquée durablement. En premier lieu, au niveau du cou où elle garda quelque temps un joli collier fait main(s). Mais elle eut aussi beaucoup de mal à accepter l'idée que ce médecin, dont elle n'avait jamais eu à se plaindre pendant trois ans, veuille soudainement lui couper l'envie de consulter.

Pour en avoir le cœur net, elle lui rendit visite quelques semaines plus tard dans l'établissement spécialisé où il avait été placé en convalescence après une cure de sommeil prolongé. Les cachets qu'on lui administrait chaque matin lui donnaient le regard d'un hippie au retour de Woodstock mais une étincelle s'alluma dans ses yeux lorsqu'il aperçut son ancienne patiente.

— Docteur, vous me reconnaissez ? Je me suis beaucoup inquiétée pour vous.

— Bien sûr, vous vous êtes inquiétée pour moi...

— Ça n'a pas l'air d'aller mieux ?

Il n'en fallut pas plus pour qu'il tente de lui arracher une oreille avec les dents, probablement sa façon de lui montrer qu'il ne l'avait pas oubliée. On fit retrouver les bras de Morphée au médecin et sa victime abandonna pour de bon l'idée d'en savoir plus. Ce cas n'a rien d'exceptionnel. Tous les étudiants en médecine devraient le garder en mémoire pour se préparer à la pression à laquelle certains patients pourront les soumettre dans l'exercice de leur profession.

Tout vient à point à qui sait attendre

En amour, les médecins doivent aimer les préliminaires,
il n'est qu'à voir le temps passé dans leur salle d'attente.
Thomas Lutraux

Inutile de chercher pendant des lustres l'origine du mot « patient ». C'est tout simplement l'indispensable qualité qu'il faut avoir une fois franchi le seuil de la salle d'attente : être patient, savoir « prendre son mal en patience ». Pourquoi attendons-nous ? Parce que la pièce n'est jamais vide quand on arrive. À croire que les personnes déjà présentes se sont passé le mot, qu'elles ont comploté contre vous dans un seul but : vous faire poireauter. On arriverait à cinq heures du matin que la moitié des chaises seraient déjà occupées. Pas par les enfants, car eux ne sont jamais suffisamment malades pour tenir en place. Ils préfèrent se consacrer à faire un maximum de bruit avec la caisse de jouets déposée à leur attention par un médecin qui n'aura pas, lui, le crâne vrillé par une pile de vingt cubes en bois s'effondrant sur le plancher. Certains prennent un malin plaisir à vous dévisager, soulignant par là même combien vous devez avoir mauvaise mine. D'autres, parfois les mêmes, vous interpellent.

— Pourquoi t'es là, toi ?

— Parce que je suis malade.

— T'as quoi ?

— Hugo, laisse le monsieur tranquille.

Mais Hugo n'a pas l'intention de me laisser tranquille.

— T'as quoi ?

— Je ne sais pas.

— T'as mal ?

— Un peu.

— Où t'as mal ?

Que la maman d'Hugo reprenne les choses en main ou bien son rejeton va bouffer tout cru son doudou ! La salle d'attente n'est pas un lieu où je suis d'humeur à m'épancher auprès d'un gnome de quatre ans sur les tourments qui m'agitent.

Vous m'objecterez qu'il y a dans toute salle d'attente des magazines à lire, posés en vrac sur une table basse. Objection retenue mais en partie seulement car ces magazines ont depuis longtemps dépassé la date de péremption. Ils intéressent d'abord ceux qui souhaitent lire une critique sur le nouveau film de Martine Carol ou qui ont envie de savoir si le président Pompidou va se rétablir. Si vous collectionnez les journaux anciens, ne perdez plus votre temps dans les brocantes, les bonnes affaires sont chez votre médecin de famille.

On raconte que des archéologues auraient retrouvé dans une salle d'attente du XIIe arrondissement de Paris un parchemin écrit sous le roi capétien Louis VI le Gros. Rumeur malveillante colportée par des patients excédés ? En règle générale, un numéro de *L'Express* daté du 12 juin 1987, faisant sa une sur « Le salaire des cadres », est assez représentatif de l'amas de papier mis à votre disposition. Cela me rappelle aussi combien ma corporation manque d'imagination en servant jusqu'à l'overdose certains sujets comme l'immobilier, les francs-maçons, le classement des lycées ou celui des hôpitaux dont Charlie ne se lasse jamais. Glorieux marronniers de la presse française pour lesquels tant de rotatives ont crié le soir au fond des imprimeries.

Je me plains de l'attente que nous font subir les généralistes et pourtant les spécialistes leur tiennent la dragée haute dans ce domaine. Ce sont les champions toutes catégories quand il s'agit de nous laisser dépérir dans leur antichambre. Chez eux, le patient risque la fossilisation. Ceux qui espèrent voir débarquer un jour des Vulcaniens sur Terre attendront moins longtemps que moi chez mon dermatologue. Seuls les plus résistants arrivent jusqu'au médecin, ceux qui ne meurent pas de faim, de soif ou de vieillesse.

Après avoir pris le temps de réfléchir à la question, je n'ai trouvé qu'une explication à ce phénomène, elle heurtera les esprits rationnels et séduira les amateurs de paranormal. Et si les spécialistes vivaient dans une autre dimension ? Une dimension qui ne croiserait la nôtre que très ponctuellement. Dans ce monde parallèle, les heures et les minutes ne s'écoulent pas au même rythme que chez nous, d'où cette notion du temps qui leur est propre. Pendant que nous avons eu le loisir de relire en salle d'attente tous les volumes de

La Pléiade, nos chers spécialistes – nos spécialistes chers eût également convenu – ont à peine eu le temps de réserver un parcours de golf pour le week-end ou de téléphoner aux ouvriers qui installent un spa dans leur loft du boulevard Saint-Germain, pour savoir si les travaux avancent.

Solennellement, je souhaite ici attirer l'attention des spécialistes sur cette problématique qui pourrait leur valoir un jour de sérieuses chutes de fréquentation car la révolte gronde à leur porte. Elle les concerne à plus courte échéance que le réchauffement de la planète – dont ils se fichent éperdument sur la route de Quiberon où ils se rendent en thalasso au volant de leurs 4 x 4 énergivores. En retour de tout ce qu'ils m'ont apporté, j'irai même jusqu'à formuler des propositions, innovantes comme il se doit – que voulez-vous, on ne se refait pas.

Docteurs et doctoresses, vous pourriez faire de vos salles d'attente des lieux où on la meuble – l'attente – autrement qu'avec des gazettes d'un autre âge. Parties de poker, tir à la corde, séances de *speed dating*, le tout entre patients. Les possibilités ne manquent pas. Pourquoi ne pas y diffuser des films, comme dans les avions ? Connaissant votre goût prononcé pour l'humour noir, contracté pendant les années d'internat, j'ai établi une programmation sur mesure : *Sept Morts sur ordonnance* ; *Docteur Petiot* ; *Le Diabolique docteur Mabuse* ; *La Mort aux trousses* ; *Cadavres exquis* ; et spécialement pour vous, mes amis les gastroentérologues, *Alien*, avec la bestiole qui surgit des entrailles pour faire risette.

La médecine, une affaire de pro

J'accorde beaucoup de crédit aux spécialistes.
En revanche, eux, ne m'ont jamais fait crédit.
Thomas Lutraux

Charlie est armé d'une patience à toute épreuve même s'il lui en coûte de devoir attendre à côté de gens qui viennent consulter pour des broutilles alors que lui se sait atteint d'un mal incurable.

— Regarde-les, tous autant qu'ils sont, tu crois pas qu'ils seraient mieux chez eux ?

— Ils doivent avoir leurs raisons pour être ici.

— Je les connais leurs raisons, bobo par-ci, bobo par-là, et avec un peu de chance, un arrêt maladie au bout du couloir.

— Quel mépris !

— Il faudrait savoir dans quel camp tu es, mon p'tit gars ?

— Le tien, je n'ai pas le choix malheureusement.

— Heureux de le savoir.

Je dois à ma moitié l'endurance qui me fait tenir jusqu'au bout. Une fois entré en zone rouge, celle où mon humeur vire au noir, seul un spécialiste peut m'en faire sortir. Le jour du rendez-vous est celui du Jugement dernier. J'attends son avis comme on attend une gorgée d'eau après une traversée du désert, une nuit de sommeil après une journée harassante, un peu de silence après le récital d'une chanteuse québécoise. C'est l'oracle, il connaît tout de la maladie qui m'amène à le consulter, il est hyper pointu sur la partie du corps ou l'organe qui relèvent de sa spécialité. Il les a étudiés au prix de beaucoup d'efforts et de sacrifices, en leur consacrant ses plus belles années ; ils ont été l'unique objet de sa curiosité et de sa soif d'apprendre. À tel point que sur tout le reste du corps humain, on en sait bien souvent plus que lui !

Mon pneumologue est intarissable sur mes poumons, il pourrait vous en parler pendant des soirées entières mais je pense qu'il ne sait pas où est mon foie. Il en a vaguement entendu parler, il y a longtemps sur les bancs de la faculté de médecine, mais aujourd'hui ce sont mes bronches qui le branchent.

Si mon podologue daigne me serrer la main à chacune de nos rencontres, c'est par pure convenance. Il préférerait me serrer le pied car c'est tout ce qui l'intéresse chez moi, sa raison de vivre. Froid comme la banquise, il ne fait aucun effort pour m'être sympathique mais ne rate pas une occasion de sourire à mes pieds, comme on sourit à de vieux amis qu'on retrouve.

Même régime pour mon dermatologue. Je ne l'ai jamais senti aussi heureux que ce jour où je suis venu le voir pour une crise d'urticaire carabinée, effet secondaire non spécifié sur la notice du médicament. Le corps couvert de plaques rouges, à la limite de la phosphorescence, on aurait pu croire que je m'étais vautré nu dans un champ d'orties. Mon dermato en était transfiguré, la mine gourmande et les mains tremblantes, tel Obélix devant un sanglier.

— C'est intéressant.

— Vous avez déjà vu quelque chose qui ressemble à ça ?

— Vraiment très intéressant…

— Ça me démange terriblement.

— J'en ai vu des crises d'urticaire mais comme celle-ci, jamais, félicitations.

— Ce sera long à soigner ?

— Vous permettez que je prenne une photo, d'abord ? Pour montrer à des confrères, ils vont être verts de jalousie.

Le spécialiste est un obsessionnel, c'est sa marque de fabrique. Elle justifie que l'on remette nos derniers espoirs entre ses mains ou que l'on commence à s'inquiéter lorsqu'il nous ausculte l'air concentré, sans piper mot et en fronçant les sourcils. Certes, il se peut qu'il soit alors en train de se demander s'il passera ses prochaines vacances d'hiver à la neige ou au soleil car, souvent, le spécialiste nous reçoit entre sa semaine de ski à Courchevel et son stage de plongée en mer Rouge. Un jour, il y en aura un, désorienté par le jet-lag, pour recevoir ses patients Moon Boots aux pieds et bouteilles d'oxygène dans le dos.

Pas de doute, les cadors de la profession sont plus souvent absorbés par la lecture des guides de voyage que par celle du *Vidal* ; ils ont rempli dans leur vie plus de cartes postales que d'ordonnances. Cela explique leur bronzage parfait, bio, cent pour cent naturel, à faire pâlir d'envie tout ce que la pub compte de cadres mordorés. Ils auront plus tard un visage à la peau parcheminée qui leur vaudra d'être classés prématurément dans le quatrième âge mais le spécialiste s'en soucie peu, il vit dans l'instant présent, c'est un jouisseur qui cueille les roses de la vie.

Il faut bien admettre que les médecins ayant l'air en bonne santé offrent un aspect rassurant, partant du principe qu'on n'est jamais si bien servi que par soi-même. Ils affichent leur bonne mine en guise de *curriculum vitae*, elle vaut tous les diplômes. Se faire soigner par un thérapeute aux yeux jaunes et à la langue blanche reviendrait à acheter sa viande chez un boucher végétarien, ses chaussures chez un cul-de-jatte ou à attendre d'un animateur de télé-réalité qu'il vous fasse grandir intellectuellement.

L'ORL des stars, la star des ORL

Chez certains spécialistes, les tarifs pratiqués peuvent vous rendre malade.
Un généraliste

Parmi les spécialistes que j'ai connus, il en est un qui bat tous les autres pour la qualité de son bronzage, la blancheur de ses dents et la voracité décelable dans son regard. C'est une pointure dans son art, la phoniatrie, le traitement des troubles de la voix. Une émission de télé prétendait tout nous dire sur la question. On y voyait une cantatrice de renom tenter sous nos yeux l'opération de la dernière chance pour réparer son précieux organe et garder les faveurs du public. Comme souvent dans pareil cas, Charlie fit de ce combat mon combat.

— Dis donc, p'tit gars, tu ne trouves pas qu'on fatigue un peu de la voix ces derniers temps ?

— Euh… non.

— Peu importe.

— Comment ça « Peu importe » ?

— Bon, puisque tous les principes de base n'ont

pas encore été, semble-t-il, correctement assimilés, j'en rappellerai un qui est essentiel : « Mieux vaut prévenir que guérir. » Alors si tu attends d'avoir été ovationné à La Scala de Milan, déguisé en Violetta, pour montrer nos cordes vocales à des yeux experts, moi pas. Si tu veux finir comme Yves Mourousi, non merci !

Je ne savais *a priori* vers qui me tourner puisque la phoniatrie était encore pour moi à l'époque une terre vierge à explorer – le corps humain est un tel champ d'investigation qu'on n'en a jamais fait le tour. La réponse à mon interrogation apparut sur l'écran dans les dernières minutes de l'émission, sous les traits d'un spécialiste des mécanismes de la voix. Il avait écrit plusieurs ouvrages de référence et sa réputation ne semblait plus à faire, un beau spécimen de KOL, comme on les appelle dans le jargon pharmaceutique. « *Key Opinion Leader* », les labos en raffolent car ils sont médiatiques mais les patients, eux, devraient apprendre à s'en méfier. En général, ils parlent mieux qu'ils ne soignent et préfèrent les journalistes aux malades. Ils savent qu'une émission de télé est le meilleur moyen de remplir leur salle d'attente, preuve en est le temps nécessaire pour obtenir un rendez-vous.

Malgré les réserves émises par Claire et les moqueries de ma sœur qui s'est mise à me parler avec la voix de Marlon Brando dans *Le Parrain*, me voilà assis dans l'un des fauteuils en cuir d'une pièce à l'ambiance feutrée, au quatrième étage d'un immeuble haussmannien dans le VIIIe arrondissement de Paris. Des toiles de maîtres sont accrochées aux murs, des sculptures trônent sur la cheminée en marbre et des frises au plafond complètent le décor. Je peux ainsi commencer à me faire une idée de la somme que je devrai débourser en quittant cet appartement bourgeois. Dans une salle d'attente de ce type, les sons émis par le parquet fournissent de précieuses indications. Plus il craque, plus on raque. Celui-ci étant particulièrement expressif, aucun doute, on va me saigner à blanc. En attendant mon tour, j'ai tout le temps d'observer les occupants assis dans les autres fauteuils.

Il y a là une femme d'âge mûr pendue à son téléphone portable. Elle a eu la main, parée de nombreux bracelets qui cliquettent, un peu lourde sur le maquillage, ce qui donne à son visage une teinte orangée. Bien qu'étant chez le phoniatre, elle a encore suffisamment de voix pour parler fort avec son interlocutrice, une amie à ce qu'il semble. La femme orange tient à nous faire savoir qu'elle a des amis, au moins une en tout cas. À côté d'elle, un quadragénaire portant un costume à la coupe impeccable, l'allure d'un trader bien dans ses Weston, tapote de ses doigts l'accoudoir de son fauteuil comme s'il s'agissait d'un clavier d'ordinateur sur lequel réaliser des opérations foireuses. Manque de chance pour lui, aucun magazine sur la table basse ne fait sa une sur « Le salaire des cadres ». Enfin, un couple de personnes âgées qui semblent perdues dans leurs pensées. L'homme regarde fixement ses chaussures, comme si elles pouvaient lui apporter la réponse à une question existentielle. En désespoir de cause, il se tourne alors vers son épouse.

— Qu'est-ce qu'on a regardé à la télé hier soir ?

— Je sais plus.

— On a bien regardé la télé hier soir ?

— Je crois, oui.

— Et tu sais plus ce qu'on a regardé ?

— Non.

— C'est bien la peine.

— La peine de quoi ?

— D'être mariés.

— Parce que tu t'es marié pour que je te dise ce qu'on a regardé hier à la télé ? Eh ben fallait te marier avec *Télé 7 jours* !

Devant pareil bon sens, le vieil homme ne trouve rien à répondre et son regard reprend la direction de ses pieds. Vie trépidante des salles d'attente.

Je n'avais pas remarqué, en regardant l'émission, que mon médecin télévisé était court sur pattes. Avec son léger embonpoint et sa petite taille, il marche du pas leste de l'homme très occupé, en se balançant légèrement de gauche à droite. Eu égard au prix du mètre carré dans ce quartier, la longueur du couloir qui mène à son bureau confirme mes craintes sur les tarifs pratiqués en ces lieux. Une fois installés face-à-face, il me fait comprendre à qui j'ai affaire. C'est le phoniatre – également ORL – du show-biz. Il voit défiler toutes les glottes et tous les nez de la jet-set, des nez qui eux-mêmes ont vu passer beaucoup de choses. Inutile pour lui de prendre ses vacances d'hiver à Courchevel, il a de la poudreuse toute l'année. Pour nettoyer ces nez-là, il lui faut au bas mot un aspirateur car sa clientèle n'utilise la carte Vitale que pour tracer de belles lignes bien droites.

Très fier de son statut, il consacre l'essentiel du petit quart d'heure que nous passons ensemble à me parler de ses patients célèbres, me confiant à propos d'une chanteuse :

— Elle utilisait mal sa voix et le ne savait pas, étonnant non ?

À propos d'une autre :

— Elle a eu besoin d'une piqûre de cortisone à dix minutes d'une grande Première, vous auriez vu dans quel état de panique elle était !

Concernant une troisième :

— Je lui ai conseillé de sucer des glaçons, juste avant d'entrer en scène.

Si seulement il avait pu en réduire quelques-unes au silence. C'est d'ailleurs à ce jour le seul médecin dont j'ai pu voir les patientes en photo, encadrées sur les murs de son cabinet comme autant de trophées de chasse. Sa notion du secret médical est assez floue, à tout le moins très personnelle. Entre deux informations capitales sur les soirées branchées de Saint-Tropez, il consent à consacrer quelques minutes à l'examen de mes cordes vocales. À l'aide d'un matériel très sophistiqué – en provenance des États-Unis, juge-t-il bon de préciser – il les filme en action tandis que je sors des « ééééééé », des « iiiiiii » et des « uuuuuu » à la queue leu leu. À peine ma glotte au repos, il me diffuse les images sur un écran – haute définition, *of course*. C'est très émouvant de faire connaissance avec des parties de soi qu'on ne connaissait que de nom. Elles sont là mes deux cordes, toutes blanches, à vibrer d'émotion. Leur apparence laiteuse me fait penser à l'intérieur d'un fruit de mer.

— Qu'est-ce que vous en pensez ?

— Fatigue vocale.

— C'est courant ?

— Chez les gens qui parlent beaucoup, oui.

— Moi, j'écris plutôt.

— Ah oui ? Quel genre d'écrits ?

— Des articles, je suis journaliste dans la presse écrite.

— Alors il faut que je vous montre mon *book* !

Laissant de nouveau apparaître ses dents blanchies au peroxyde de carbamide, il retourne derrière son bureau pour sortir de l'un des tiroirs la compilation reliée de tous les papiers que mes confrères lui ont consacrés. Pendant d'interminables minutes, je dois me faire l'auditeur de son ego boursouflé, en me jurant intérieurement que jamais un article signé de ma main ne viendra grossir son *press-book* et sa tête, les deux étant déjà bien volumineux. Ensuite seulement, il revient sur son diagnostic de fatigue vocale pour l'agrémenter de quelques commentaires techniques auxquels je ne comprends pas grand-chose, ce qui est sans doute leur raison d'être.

On en vient enfin au nerf de la guerre. Les indices fournis par la salle d'attente cossue, la clientèle sélecte, la longueur du couloir, les implants capillaires soigneusement alignés sur son crâne et les machines américaines ont eu beau me préparer psychologiquement, l'annonce me cueille comme une fleur.

— Ça fera 160 euros.

Je reste sans voix. Fatiguée, elle s'éteint pour de bon. Cent soixante euros pour une consultation de quinze minutes, dont les deux tiers consacrés au médecin et non au patient. Il serait d'ailleurs plus près de la vérité en parlant au présent et non au futur car c'est immédiatement qu'il me faut lui payer son dû. Veut-il atténuer la brutalité de son propos en me donnant l'illusion que je dispose d'un délai pour régler ma dette ? J'en doute vu le ton dégagé sur lequel il m'a annoncé ce que valent ses états de service, le prix d'une place sur ce fauteuil où tant de célébrités ont posé leur auguste séant.

Il ne faut pas se leurrer, les médecins les plus cotés au CAC 40 des blouses blanches considèrent le fait de vous accueillir dans leur cabinet comme un privilège qui vous est accordé. Le montant de leurs honoraires ne leur donne ni remords ni regrets, ne les fait pas cauchemarder la nuit et ils ne se sentent aucunement obligés d'être plus aimables ou plus attentionnés que leurs confrères conventionnés du secteur 1, qu'ils considèrent comme le bidonville de la profession. Chez ces pontes, on sort plus vite sa carte bleue que sa carte verte. Le temps d'une consultation suffit à transformer un patient en client. Attention, pas n'importe lequel. Qu'un bénéficiaire de la CMU – Couverture maladie universelle – ose se présenter devant eux et il sera expulsé à coups de fourche ou aspergé d'huile bouillante. Les manants ne sont pas les bienvenus chez le seigneur du château.

Information pratique destinée à ceux qui rêvent de toucher du doigt le monde merveilleux du show-business. Pour voir l'ORL du gotha, il faut prendre rendez-vous l'après-midi car le matin il opère à la clinique. Je vous laisse imaginer les tarifs. Le commun des mortels doit avoir une bonne raison de se faire opérer car il devra s'endetter sur vingt ans. Au réveil, il ne vous restera plus que le nez pour pleurer et des traites à honorer. Tout bien pesé, il est préférable de ne pas se réveiller. Si vous parvenez à attendrir l'anesthésiste, c'est un service qu'il vous rendra peut-être.

En sortant de l'immeuble haussmannien, titubant, je suis dans l'état du boxeur George Foreman à l'issue de son match de championnat du monde contre Muhammad Ali en 1974, sonné par la méchante droite que vient de m'envoyer le docteur ès *beautiful people* mais il me reste à recevoir l'uppercut final.

En guise de traitement pour ma supposée fatigue vocale, il m'a prescrit toutes sortes de gélules, prenant soin de me recommander vivement le pharmacien du coin de la rue si je veux me les procurer immédiatement. J'ignore qu'ils sont de mèche, sans oublier le laboratoire fabriquant les gélules, troisième larron de cette bande organisée, une véritable association de malfaiteurs opérant dans le Triangle d'or parisien. Charlie, lui, s'est mis aux abonnés absents, tout penaud de m'avoir entraîné dans ce piège. Trois cents euros de comprimés plus tard, non remboursés par la Sécu comme de bien entendu, je me retrouve sur le trottoir, hébété, ayant du mal à réaliser l'arnaque dont j'ai été la victime consentante. K.-O. debout.

T'AS DE BEAUX YEUX, TU SAIS

Ray Charles, à sa mort, il ne s'est pas vu partir.
Un ophtalmo, amateur d'humour (noir)

Il est un autre racket légal, celui des ophtalmologistes opérant la myopie. Avec le Lasik, ils ont trouvé la pierre philosophale qui change les dioptries en or, une véritable machine à sous, jackpot assuré. Comme il ne m'avait pas fallu attendre longtemps, enfant, pour que le brouillard se répandît autour de moi, j'étais condamné à me retrouver pris dans leurs filets, génétiquement programmé pour casquer. Dès le cours élémentaire, mon avenir de bigleux semblait tracé. De mois en mois, rangée après rangée, je m'étais rapproché du tableau noir jusqu'à finir l'année le nez dessus. À la piscine du mardi, on aurait pu me faire plonger dans le pédiluve en me laissant croire que c'était le bassin, je n'y voyais que du bleu. L'expression « Myope comme une taupe » était à mon sujet bien en dessous de la réalité, j'étais myope comme au moins deux ou trois taupes, une petite famille de taupes à moi tout seul.

Un opticien sadique, à la solde de mes parents, m'affubla donc d'une paire de lunettes qui ressemblait à l'assemblage de deux loupes découpées dans du Plexiglas, deux hublots qui ne m'ont même pas donné le pied marin. Ils me valurent de surcroît l'affectueux surnom de Binoclard de la part de mes camarades de classe, terrible manque d'imagination au demeurant car ce sobriquet était très usité à l'époque, en seconde position derrière Serpent à Lunettes. Pendant des années, je dus porter et supporter ces verres si épais et si lourds qu'ils me creusaient un sillon de chaque côté du nez, de petites rigoles pour écouler parfois les larmes de mes chagrins d'enfant. Je haïssais mes lunettes car elles entamaient l'intégrité physique si chère à mon cœur et les délaissais aussi souvent que possible, prenant par là même mes distances avec le monde en me perdant dans un brouillard artificiel. Un jour, l'ère des lentilles de contact succéda à celle des hublots, sans me faire oublier pour autant les moqueries de la cour de récréation. Binoclard un jour, Binoclard toujours.

Étrange sensation que celle de ne plus porter de lunettes lorsque vous avez dû les supporter sur le nez pendant dix ans. J'avais l'impression d'être nu aux yeux de ceux que je croisais dans la rue. À peine les deux membranes de plastique posées sur ma cornée, me montrer à Sophie Grazzi, la belle rousse de la première B2 au lycée Saint-Exupéry de Mantes-la-Jolie, constituait un objectif prioritaire. L'effet obtenu dépassa toutes mes attentes.

— Ça te va très bien, le nouveau Thomas est arrivé !

J'essayai d'adopter un ton faussement candide, en jouant l'étonné, ou plutôt en le surjouant.

— C'est vrai ? Tu crois ?

— Oui vraiment, il était temps de montrer ces beaux yeux-là.

Il faisait soudainement très chaud dans la cour du lycée Saint-Exupéry.

— En tout cas, tu n'imagines pas comme c'est plus agréable, je n'en pouvais plus de ces lunettes, en plus…

Elle me coupa.

— Et pour moi, c'est plus agréable de te regarder.

— Ben… euh… merci mais… t'as fait l'exercice d'allemand pour jeudi ?

Température maximale, canicule surprise. On était en novembre mais Sophie Grazzi n'avait pas froid aux yeux. Mon visage prit la couleur de ses cheveux, elle m'embrassa sur la joue, mais très près de la bouche, et notre relation prit un tour que je n'aurais osé imaginer dans mes rêves les plus roux.

La révolution des verres de contact en annonçait une autre, plus spectaculaire encore. On se mit à opérer les myopes, d'abord au scalpel puis au laser. Je décidai qu'il était urgent d'attendre, laissant d'autres Serpents à Lunettes servir de cobayes. Et puis une image me hantait, imprimée dans ma rétine par Jean-Luc Hamel, professeur d'arts plastiques et cinéphile chevronné. Il nous avait projeté le chef-d'œuvre surréaliste de Luis Buñuel, *Un chien andalou*, dont la scène d'ouverture montrait en gros plan un homme utiliser son rasoir pour trancher d'un coup sec l'œil grand ouvert d'une femme. Trauma en 35 mm, souvenir marquant, aussi vif dans ma mémoire que le camouflet infligé la même année par Sophie Grazzi. La belle rousse me délaissa pour un beau brun, Romain, bien bâti, beau parleur et fort en maths, le type de bellâtre à vous donner l'envie de le décapiter avec un couteau émoussé.

Les myopes qui tentèrent l'aventure du laser y trouvèrent leur compte et l'acte se banalisa rapidement. Dépasser Buñuel pour revenir dans le monde des voyants, jeter Binoclard aux oubliettes de mon histoire et retrouver mon intégrité physique, faire table rase de ces années où j'ai grandi derrière les vitres d'un aquarium, autant mérou que taupe. Les enjeux étaient suffisants pour m'inciter à franchir le pas.

Dans ce type d'opération, le coût fait partie des dommages collatéraux. Soit 3 000 euros dans le cas qui nous occupe, le mien. Aucun problème de myopie chez le ponte que me recommanda mon ophtalmo, il m'avait vu venir et de loin. Cabinet à Neuilly, clinique dans le XVIe, le parcours de soins était jonché de grosses coupures. Pourtant, ce n'est pas là ma première préoccupation au moment où il me découpe le sommet de la cornée comme on ouvre un œuf à la coque. Je vis même pleinement l'instant présent et, affublé d'un écarteur de paupières, que j'imagine avoir été en vogue à la Tour de Londres sous Henri VIII, je n'en mène pas large. Le ponte me somme de fixer le laser et le ton de sa voix me laisse comprendre que je m'expose à de graves complications si je n'obtempère pas.

— Regardez le point rouge monsieur [*Insistant*].

— J'essaye !

— Regardez-le… [*Agacé*].

— Je ne fais que ça !

— Vous ne le regardez plus [*Énervé*] !

Je claque 3 000 euros pour me faire engueuler comme un garnement (relevez au passage qu'un ophtalmo gagne beaucoup plus d'argent avec un seul point rouge qu'un dermato avec plusieurs points noirs). Malgré tout, je tente de garder mes prunelles rivées sur ce satané laser car il est clair que le moindre écart me vaudra l'aimable compagnie d'un labrador jusqu'à la fin de mes jours et une méthode Assimil pour apprendre le braille en dix leçons. Ouf, le ponte referme enfin le petit capot découpé avec soin.

C'est fini mais le plus dur commence, les yeux sont faits, rien ne va plus ! L'opération doit avoir pour nom de code « Tempête du désert » tellement ça pique, ça gratte, ça démange et ça brûle. Trois minutes de laser et je viens de me métamorphoser en un lapin d'un mètre soixante-dix-huit atteint de myxomatose. Même dans les enterrements les plus lacrymaux, on ne voit personne pleurer de la sorte, même dans ceux où le mort était une crème de vivant arraché dans la force de l'âge à l'affection de ses proches. Même dans les manifs où des C.R.S. appliqués dispersent joyeusement la foule à grand renfort de gaz lacrymogène, ça ne ruisselle pas autant. Ajoutez-y la moindre lumière qui vous aveugle comme un essai nucléaire dans un atoll du Pacifique et vous aurez une petite idée des supplices raffinés qu'on pratique dans les cliniques des beaux quartiers.

Je sors du bloc à tâtons mais après quelques instants le personnel soignant considère que j'y vois suffisamment pour remplir le chèque de 3 000 euros et me laisser appeler moi-même un taxi avec mon portable. Comme le chantait Brel : « Faut vous dire monsieur que chez ces gens-là, on n'cause pas, on compte. » Les yeux à peine entrouverts, je grimpe à l'arrière de la première voiture qui s'arrête à ma hauteur, oups ! La grand-mère qui est au volant se met à vociférer des injures comme si je venais de me moucher dans ses rideaux. Il me faut ressortir aussi sec et essayer encore deux autres véhicules avant que ce ne soit le bon. Je continue de pleurer à chaudes larmes et le chauffeur juge bon de me demander si c'est à cause du compteur qui défile. J'aimerais tant pouvoir me lamenter dans les bras de Claire mais nous sommes en semaine et elle n'a pas pu se faire remplacer à l'école. Arrivé chez moi, il ne me reste plus que deux choses à faire : d'abord trouver le lit, ensuite me coucher. Je n'attends pas le marchand de sable pour m'endormir étant donné qu'il est déjà passé et qu'il m'en a jeté une poignée dans les yeux. Mon sommeil est particulièrement agité, un bestiaire peuplé de taupes, de serpents, d'un lapin, d'un mérou et d'un chien andalou.

Des mauvais rêves vite oubliés au réveil car le jour d'après est comme un premier jour. Je me revois encore ouvrir les paupières ce matin-là. En une nuit, vingt-cinq ans de brouillard se sont dissipés et l'horizon se présente dégagé pour la première fois depuis le cours élémentaire. Plus de larmes, plus de pleurs, rien que des contours nets et des formes bien dessinées. De mon balcon du quatrième étage, je m'en mets plein les mirettes, contemplant le square comme un empereur romain jaugeant l'arène.

En bas, les enfants jouent, le soleil brille, les femmes sont belles – pas toutes à vrai dire mais peu m'importe. J'ai le sentiment que la ville tout entière tient à me saluer, maintenant que je la redécouvre avec de nouveaux yeux. Dans les arbres, les écureuils me font des clins d'œil et dans le ciel les oiseaux se prennent pour la patrouille de France. De miro, je vire mégalo. Binoclard, lui, n'a pas dit son dernier mot. Il sait que la presbytie viendra bientôt frapper à la porte du presque quadragénaire que je suis devenu. Alors sonnera l'heure de sa revanche.

CLAIRE

Le comble pour un matheux, c'est d'avoir des calculs.
Claire

— Jean-Jacques Rousseau, Emmanuel Kant, Émile Zola, Romain Gary, Edgar Allan Poe, waouh, que du beau monde !

Claire était plongée dans une revue et sa lecture avait l'air de l'enchanter.

— Qu'est-ce qu'ils ont, tous ces gens-là ?

— Ils étaient comme toi Thomas, malades de leur santé.

— Ça veut dire que je vais laisser mon nom dans l'histoire alors ?

— Marcel Proust, Richard Wagner, Glenn Gould…

— C'est sûrement ça, je vais laisser mon nom dans l'histoire.

— Ne t'emballe pas, il y a aussi une flopée d'animateurs télé.

Heureux les agités du bocal qui ont une compagne sachant canaliser leurs torrents émotifs et leur faire retrouver la raison lorsque celle-ci s'égare dans des méandres tortueux. Heureux surtout ceux qui savent la garder à leurs côtés. À défaut, les autres doivent savourer cette chance le temps qu'elle dure. Pour moi, cette chance, c'était Claire. M'en suis-je seulement rendu compte pendant les huit années que nous avons passées ensemble ?

Claire porte son prénom comme personne. Elle a la peau claire, les yeux clairs et plus que tout, les idées claires. Elle tombe rarement malade et ne s'inquiète nullement à l'idée de pouvoir le devenir. Même les épidémies les plus contagieuses l'évitent comme si elles lui devaient de l'argent. La gastro-entérite qui met au lit chaque hiver la moitié de la France laisse toujours Claire debout, droite, fière et bien portante. S'il n'en reste qu'une, elle sera celle-là, la survivante. Elle portera l'avenir du genre humain lorsqu'une pandémie mondiale aura décimé la surface de la Terre et qu'il faudra repartir de zéro. Peu de chances, en revanche, que je sois là également car à n'en pas douter j'aurai été fauché parmi les premiers. Il lui en faudra un autre que moi pour faire repartir l'humanité du bon pied, pour la *rebooter*, comme un ordinateur attaqué par un virus. Bien sûr, Claire mourra un jour mais en bonne santé.

Cette constitution en acier trempé lui laissa donc tout le temps nécessaire pour s'intéresser à la mienne, plus proche de l'aluminium. Ajoutez-y un solide bon sens et vous comprendrez pourquoi elle devint rapidement mon plus précieux soutien. La tête sur les épaules, il y restait encore assez de place pour que je puisse y poser la mienne les soirs de cafard. Dans un premier temps, elle aima cette distribution des rôles : moi dans celui du gentil névrosé, elle dans celui de l'épouse raisonnée et compréhensive. Je dirai même qu'au début ma singularité joua en ma faveur.

— Thomas, sais-tu ce qui m'a touché chez toi ?

— Dis-moi.

— Ta fragilité.

— Même le jour de notre mariage, tu m'as trouvé « fragile » ?

— Pourquoi, que s'est-il passé ce jour-là ?

— Tu sais bien, le pull…

— Le pull ?

— Que j'ai gardé sous mon costume parce que je craignais les courants d'air dans l'église.

— Ce jour-là, j'espérais surtout que mes parents feraient preuve à ton égard de toute la compassion dont un chrétien est capable.

Loin de lui faire prendre ses jambes à son cou, ma fragilité l'avait donc touchée. « Fragile », quel joli mot que ce mot-là ! Venant à l'esprit de Claire, il témoignait de sa sensibilité, de sa délicatesse et de sa clairvoyance. Je préférais me sentir fragile plutôt que givré, maboul, timbré, cintré, chtarbé, toc-toc ou zinzin. C'était le mot juste, celui que je cherchais pour vivre en meilleure entente avec moi-même, pour faire cohabiter aussi harmonieusement que possible Thomas et Charlie.

Paré de cette nouvelle qualification, je ne pus que me réjouir d'appartenir à une époque où les femmes découvraient du charme aux hommes fragiles. À la casse les mâles aux cheveux gominés, portant maillot de corps et fumant des Gitanes maïs. Place aux hommes assumant leurs fêlures, leurs faiblesses et leur crème hydratante-matifiante. Lorsque Claire m'a connu, j'étais plus proche de Fabrice Luchini dans un film de Rohmer que de Jean Gabin dans *Gas-oil*, plus Jean-Jacques Goldman que Bernard Lavilliers. J'étais en phase avec la femme des années 2000, voilà tout. Que cette décennie n'a-t-elle duré plus de dix ans !

J'offris ma fragilité à Claire et elle me fit don en retour de ses cheveux blonds et fins, de son petit nez retroussé et de ses yeux vert pâle, mélange entre un bleu subtil et un jaune délicat. Ses incisives très légèrement écartées furent un autre composant de l'attraction qu'elle exerça sur moi. Les mêmes dents écartées que celles d'Agnès Michaud, la fille des voisins du quatrième aux Mureaux. Les deux premières années, Claire fut exemplaire : attentionnée, disponible, réactive – très importante la réactivité en ce qui me concerne. Elle n'avait pas son pareil pour détecter dans mon œil le commencement des prémices du début d'une lueur d'inquiétude et pour me tirer aussitôt les vers du nez. Il lui fallait alors peu de temps pour trouver là encore les mots justes, les mots pour m'aider à relativiser, désamorcer, tempérer, dédramatiser, des mots pour me réconforter, m'apaiser, me soulager, me consoler. En bref, des mots pour me délivrer.

Sans oublier les mots pour me faire rire aussi car s'il est le propre de l'homme, le rire est aussi et surtout le propre de Claire. La dérision étant l'une de ses armes thérapeutiques préférées pour m'aider à prendre du recul, elle savait attendre le moment opportun – ni trop tôt ni trop tard – pour se payer ma tête en bonne et due forme. Je me pensais guetté par la surdité, voici qu'elle se mettait à m'appeler Bernardo, le serviteur sourd et muet de Zorro, ou à me parler fort comme on le fait avec les personnes âgées un peu dures de la feuille. Je me croyais atteint de diabète et voilà qu'elle collait le matin un Post-it sur ma tasse de café : « Attention : sucrer tue. »

Lors de notre voyage de noces en Martinique, le vol du retour fut l'occasion d'une opération de déminage parmi d'autres.

— Qu'est-ce que tu lis mon chéri ?

— *Maladies exotiques*, tu sais, je suis abonné.

— Décidément, tout est bon pour vendre du papier.

Je recommande au passage la lecture de cet excellent mensuel pour se convaincre définitivement qu'au-delà du périphérique, point de salut.

— Écoute plutôt ça : « La dengue est une infection virale et endémique dans les pays tropicaux, dont la forme déclenchant une fièvre hémorragique est potentiellement mortelle. »

L'article dressait l'inventaire des nausées, maux de tête et douleurs articulaires qui accompagnent la montée de température du malade. La dengue est donc à ranger parmi les souvenirs de vacances que l'on rapporte avec soi sans s'en apercevoir, souvenir offert par un moustique du cru, qui ne risque pas d'être confisqué à la douane et vous rappellera votre voyage pendant longtemps. Dengue, paludisme, virus Ebola, fièvre jaune, c'est fou ce que les contrées lointaines recèlent de spécialités locales, à consommer sur place ou à emporter. Nous n'avions pas encore reposé le pied sur le sol métropolitain que je surveillais l'apparition des premiers symptômes.

— Thomas, tu n'as rien. Tu ne vas tout de même pas me demander de te toucher le front toutes les deux minutes ?

— Tu es sûre ? Je me sens légèrement fiévreux.

— Et moi, tu me donnes mal à la tête.

— Ce n'est quand même pas moi qui l'ai inventée cette maladie !

— Comment tu dis ? Dengue ?

Elle me prit le journal des mains et jeta un œil sur son contenu.

— Ça m'étonnerait fort que tu sois concerné donc tu oublies tout ça. En revanche, il suffirait de changer une lettre à « dengue » pour que, cette fois, on parle bien de toi, mon chéri.

Nulle agressivité ni irritation dans le ton de sa voix, juste un grand sourire laissant apparaître ses dents si délicieusement écartées, et pour que je n'imagine pas avoir atteint les limites de sa patience, elle m'embrassa dans la foulée.

J'aurais pu m'épargner la crainte d'avoir été piqué par un anophèle tueur, au retour de ce séjour aux Antilles. Bien aspergé de répulsif le jour et à l'abri d'une moustiquaire la nuit, le baroudeur des mers du Sud peut crapahuter tranquille, entre son transat au bord de la piscine et le bar climatisé de l'hôtel.

Retranché dans ce fort Alamo où de Gentils Organisateurs lui organisent des soirées sangria, il évite du même coup les chutes de noix de coco qui, ne l'oublions pas, fracassent le crâne d'une centaine de voyageurs distraits chaque année.

Claire, encore elle, toujours elle, fut là pour me tenir la main lorsque je décidai, à trente ans passés, de me faire enlever les amygdales et ce pour réduire le risque d'attraper des angines. Règle de base enseignée par Charlie : ne jamais laisser à l'agresseur un espace sur lequel prospérer. Bonne vieille stratégie de la terre brûlée, maintes fois éprouvée devant des assaillants partis le couteau entre les dents mais fort dépourvus devant les sacrifices consentis par l'ennemi. Si ce principe de bon sens m'animait lorsque je pris ma décision, je dois avouer que mon état d'esprit changea après l'opération. Se faire enlever les amygdales à trente ans, c'est un peu comme faire du trampoline pour un octogénaire, pas vraiment une bonne idée.

À peine les yeux ouverts en salle de réveil, je crus qu'on avait pratiqué l'ablation au chalumeau et pendant les trois semaines qui suivirent, j'eus l'impression tenace qu'on avait greffé deux oursins à la place de mes pauvres organes lymphoïdes. Le matin, j'étais réveillé par l'incendie qui ravageait le fond de ma gorge. Pour l'éteindre, ne commettez pas l'erreur fatale qui fut la mienne le jour suivant ma sortie de l'hôpital. Le verre de jus d'orange que je bus à l'aurore me reste en mémoire comme un bol de clous, avalé cul sec.

Pendant ces trois semaines, s'alimenter fut un autre défi à relever, l'entrecôte n'était plus qu'un rêve qui vous réveille au milieu de la nuit. Sans surprise, je pus compter sur l'indéfectible soutien de ma bien-aimée. Chaque jour, elle me demanda si la douleur était plus supportable que la veille et ma déglutition plus aisée. Elle me prépara bouillons, bouillies, potages et purées sans rechigner et sans émettre de jugement sur cette amygdalectomie qu'elle désapprouvait et qu'elle avait essayé, en vain, de me sortir de la tête.

Telle était Claire, scout par amour, toujours prête ! Elle avait déclaré la guerre au côté obscur de ma force et se faisait un devoir d'être en première ligne. Fort heureusement, comme dans tous les conflits qui durent, les batailles étaient entrecoupées de trêves, ce qui la dispensait d'être présente au front en permanence. Merci à mon hypocondrie névrotique de lui avoir offert ces accalmies. Le jour où elle aura viré au psychotique, c'est que Charlie se sera installé pour de bon dans la tour de contrôle et plus question alors pour quiconque de reprendre son souffle, moi en premier lieu. Claire pouvait donc goûter à des plages de repos, des périodes pendant lesquelles j'étais un compagnon aimant, prévenant, attentif et qui descend les poubelles.

Le temps qu'elle ne me consacrait pas, Claire le réservait à des enfants de six à dix ans. Elle était institutrice à l'école Jean-Monnet de Clamart. Nous nous étions rencontrés dans le cadre de nos compétences respectives, pour ma part celle de journaliste au service

« Société » de l'hebdomadaire *Investigation*, mais à cette époque, je n'étais pas encore spécialisé dans les sujets « Santé ».

Je réalisais une enquête sur le malaise de l'Éducation nationale, malaise qui dure depuis plus de trente ans sans que les différents traitements appliqués au patient aient en rien amélioré son état. Un tel cas d'échec thérapeutique ne pouvait que susciter ma curiosité, aussi proposai-je à mon rédacteur en chef d'étudier de près ce grand corps malade. Pour établir un diagnostic le plus précis possible, je rencontrai tous les acteurs concernés, du ministre au simple prof, afin qu'ils me disent où ils avaient mal. Sachant qu'un reporter peut faire son miel d'informations récoltées aussi bien au bout de la rue qu'au bout du monde, mes consultations m'amenèrent à pousser la porte de l'école élémentaire Jean-Monnet. La jeune institutrice de vingt-six ans que j'interrogeai alors me fit comprendre qu'il fallait garder des raisons d'espérer. Elle était convaincue, enthousiaste et prête à s'accommoder des pesanteurs du système.

— Vous ne regrettez pas d'avoir choisi ce métier ?

— Absolument pas, bien au contraire, j'étais faite pour ça je crois, ce qu'on appelle une vocation.

— Mais si vous n'aviez pas été institutrice ?

— Eh bien voyons... J'aurais peut-être été vétérinaire.

— Vous aimez les animaux ?

— Beaucoup mais...

— Plutôt chat ou plutôt chien ?

— Chien, mais c'est pour votre article ?

— Disons que… c'est intéressant de connaître une personne dans sa globalité, ça aide au moment d'écrire.

Pouvait-elle gober une explication aussi fumeuse ?

— Ah… Et vous ?

— Moi ?

— Chat ou chien ?

— Chien aussi.

Claire possédait indéniablement un pouvoir, celui de me donner illico l'envie de recommencer sur les bancs de l'école Jean-Monnet mon parcours scolaire, d'être le plus attentif et le plus assidu de ses élèves, de rendre mes devoirs toujours à l'heure. Pour reprendre contact, comme si de rien n'était, peu de temps après nous être ouverts l'un à l'autre de nos préférences animalières, il me fallut enfreindre l'une des règles de base de ma corporation. Je lui proposai de lire mon article avant parution, en particulier l'encadré la concernant qui avait requis toute mon attention. En tant que chef du service « Politique » du journal, mon ami Ulysse me confia, hilare, qu'il n'avait pas encore rencontré de ministre, députée ou chargée de mission à même de lui faire commettre une telle faute professionnelle. Claire prit ensuite le relais pour proposer le verre que nous prendrions ensemble quelques jours plus tard, au *Café Ruc*, place du Palais-Royal. Agnès Michaud, Sophie Grazzi, Claire, elles ont compris qu'elles devaient prendre autant d'initiatives que j'en prenais, probablement devant ce manque d'assurance que j'ai du mal à cacher. Les cafés et autres jus de tomate s'enchaînèrent, puis vint le temps des dîners avant que n'arrive celui des petits déjeuners, pris au sortir de nuits au cours desquelles le malaise de l'Éducation nationale ne fut pas notre principal sujet d'intérêt.

Claire tomba amoureuse de Thomas, de Charlie aussi, mais il lui fallut un peu de temps pour repérer ce dernier et découvrir son énorme potentiel. Pour tout dire, elle eut à gérer les états dans lesquels il me mettait mais ne connut jamais Charlie en tant que tel. Il n'existe que pour moi seul et révéler à Claire que j'avais donné un nom à cette part de moi-même qui plombe le budget de la Sécu aurait pu la convaincre que mon cas allait bien au-delà de la « fragilité ».

Elle ignorait donc que nous faisions ménage à trois. Assurément, elle dut apprécier suffisamment certains traits de ma personnalité pour se découvrir à propos des autres, moins reluisants, une âme de saint-bernard, de Pamela Anderson volant au secours du nageur égaré que j'étais au large d'une plage de Clamart. A-t-elle pensé que son abnégation finirait par payer ? A-t-elle cru qu'à force de remporter des batailles, elle gagnerait la guerre ? A-t-elle péché par orgueil ? Les raisons m'importent peu aujourd'hui, seul me reste le souvenir de son dévouement. Claire, c'était mon baume apaisant, mon calmant, mon Lexomil à moi.

Le médicament, le meilleur ami de l'homme

Le pire, avec les maladies orphelines, c'est qu'on ne peut même pas se plaindre auprès de leurs parents.
Charlie

S'il est essentiel de choisir le bon médecin, il l'est tout autant de trouver le bon pharmacien. C'est un partenaire de votre santé avec qui la relation ne peut être qu'exclusive, il fait partie de votre garde rapprochée. Mon pharmacien est une pharmacienne et cette femme est une perle. Lors de nos rencontres, très régulières, elle s'empresse de me demander comment je vais, avant même de lire l'ordonnance qui va l'en informer. Vous observerez qu'il est très rare de ne pas en avoir une en poche lorsque l'on sort de chez le médecin. Redoutable efficacité des visiteurs médicaux, missionnés par les laboratoires pour faire des généralistes nos dealers – quarante-huit boîtes de médicaments par habitant en France en 2011.

La pharmacie est idéalement située sur mon parcours de santé, à mi-chemin entre le cabinet du Dr Hausler et mon repaire, une étape, lors du retour, pour faire les provisions et satisfaire la goinfrerie de Charlie. Combien de fois ai-je dû affronter le regard réprobateur de Claire en posant sur la table de la cuisine mon sachet rempli de boîtes de différentes tailles et de différentes couleurs.

— Tu vas finir par te rendre malade avec tous ces médicaments !

— Tu ne crois pas que tu exagères un tout petit peu ?

— Pas autant que toi. Enfin, Thomas, avec tout ce que tu as pris dans ta vie, je suis sûre qu'on pourrait soigner pendant un an un pays d'Afrique, et je ne te parle pas des effets secondaires sur ton organisme.

— Justement, il y a certains de ces médicaments qui ont des effets secondaires et d'autres qui les atténuent, c'est pour ça qu'il y en a autant.

— Parfois tu devrais aussi prendre en compte les effets secondaires sur ta vie avec moi.

— Il n'y a rien dans ce sachet qui va agir sur ma libido !

— Je ne te parle pas de ça, idiot, je te dis simplement que…

Soupir, regard de Claire perdu dans le lointain, pas d'humeur à prendre du recul ce matin-là.

Chez ma pharmacienne, aucun état d'âme. Elle assure le job sans sourciller, une vraie pro. Et surtout, elle n'essaye pas d'écouler auprès de moi ses médicaments génériques aux noms barbares. Dans l'hypothèse où elle s'y risquerait, la mention « non substituable » que le Dr Hausler prend soin d'apposer sur mes ordonnances lui barrerait la route. Cétirizine Biogaran, ça vous met en confiance pour soigner une allergie ? Alors que Virlix, c'est autre chose. Prononcez le nom à haute voix et constatez comme il est agréable en bouche, il glisse sur les papilles comme un bonbon fruité. Intuitivement, on sait que notre Virlix va faire sans regimber ce pour quoi il a été conçu : maintenir à distance les éruptions cutanées et rhinites intempestives qui nous gâchent l'existence. Un nom de médicament, c'est très important, on ne le choisit pas au hasard. C'est comme un engagement qui est pris, celui de nous faire du bien lorsque nous irons mal, il doit porter en lui l'idée d'une présence rassurante dans la maison. Pour savoir s'il sonne juste, c'est simple, vous devez pouvoir donner ce nom à votre animal de compagnie. J'ai d'ailleurs baptisé mon Jack Russel, Guronsan. Il passe l'essentiel de ses journées à dormir et ce qu'il en reste à me regarder d'un air consterné. L'énoncé de son nom est l'une des rares occasions de voir un peu de vie animer son corps ou du moins sa tête, qu'il redresse d'un air vaguement intéressé avant de replonger dans sa neurasthénie.

En ce qui concerne les génériques, je n'ai pas toujours été contre. J'étais même prêt à me racheter une conscience en apportant par ce biais ma contribution au redressement des comptes publics mais, évidemment, Charlie ne l'entendait pas de cette oreille.

— On va faire un test, mon p'tit gars.

— Si tu veux.

— Coltramyl et Thiocolchicoside. D'après toi, où se cache le générique ?

— Hum…

— Lequel des deux est la pâle copie d'un principe actif dont le brevet est tombé dans le domaine public, faite par d'anciens élèves besogneux, alors que l'autre résulte d'une molécule originale, mise au point par un premier de la classe ?

— Je dirais…

— Lequel des deux porte un nom de maladie plus que de médicament ?

— Si tu ne me laisses pas en placer une, ça va être difficile de te répondre.

— Lequel semble parler une langue étrangère, comme s'il ne souhaitait faire aucun effort pour s'intégrer dans l'armoire à pharmacie ?

— O.K., laisse tomber, tu as gagné.

Charlie avait visé juste. Songerait-on à appeler son bouledogue Thiocolchicoside ? C'est un nom à coucher dehors, qui n'évoque rien d'autre que son statut de produit chimique, une molécule impersonnelle noyée dans la masse. Aucune image apaisante ne nous vient à l'esprit quand on l'entend, juste celle de laborieux laborantins en blouse blanche manipulant des éprouvettes dans des pièces aux murs gris. À croire que leurs parts de marché modestes empêchent les fabricants de génériques de se payer des études marketing dignes de ce nom. Pourtant, cela leur permettrait d'accroître leur chiffre d'affaires. C'est le bouledogue qui se mord la queue.

Ma pharmacienne tonnait mon opinion, elle économise donc son temps et sa salive en me servant directement et exclusivement du « médoc » A.O.C. C'est une petite dame d'une cinquantaine d'années, antillaise d'origine, un peu ronde, aux cheveux déjà gris et qui porte des lunettes à la monture datée, conséquence de toutes ces années passées à déchiffrer des ordonnances illisibles. En les rédigeant, les médecins pensent-ils aux générations de pharmaciens dont ils ont fait des Binoclards ?

La mienne se concentre à l'extrême en lisant les pattes de mouche que je lui apporte, marmonnant pour elle seule des paroles inintelligibles. Il est vrai que mes demandes toujours plus pointues l'obligent à chercher dans des recoins inexplorés de ses rayonnages. Vu sa taille, elle doit grimper sur un tabouret pour accéder aux tiroirs profonds renfermant les précieuses substances. Elle me fait alors penser à un bourdon en train de butiner, lequel n'a pas son égal pour trouver le bon produit en un temps record avant de revenir vers le comptoir un large sourire aux lèvres et le sentiment du devoir accompli.

Parfois, je la mets en difficulté en lui apportant une prescription aux noms inconnus, promesse de voyage aux confins de son officine. Elle aime ces défis que je lui lance et qui la sortent du métro-sirop-dodo. Hors de question qu'elle laisse l'un des jouvenceaux qui l'assistent traiter ma demande, ou ne serait-ce que poser les yeux sur mon ordonnance. C'est une affaire qui se règle entre elle et moi. Il lui faut parfois ouvrir plusieurs tiroirs et butiner plus que de coutume. Il arrive même que je la perde de vue pendant quelques minutes mais elle finit invariablement par toucher au but. Mes médicaments dans ses mains, elle descend alors de son tabouret tel Charlton Heston dans *Les Dix Commandements*, s'en retournant du mont Sinaï avec les Tables de la Loi, l'air grave et le triomphe modeste.

J'ai rêvé d'elle la nuit dernière. Dans une robe de soirée étincelante, elle animait une loterie sous un immense chapiteau, rempli à craquer, et faisait tourner une roue multicolore géante. L'ambiance était celle du Colisée lors d'un combat de gladiateurs et chacun des spectateurs regardait fébrilement le numéro écrit sur son ticket. J'avais le numéro 33. Après avoir obtenu le silence d'un simple geste de la main qui en disait long sur son autorité, ma pharmacienne annonçait au micro que le numéro gagnant remportait son poids en antibiotique mais, ajoutait-elle aussitôt, « les antibiotiques, c'est pas automatique ». La phrase était reprise en chœur par le public survolté pendant qu'un homme énorme, nu comme au premier jour, s'avançait sur scène, le pas hésitant et le souffle court, pour monter sur l'un des deux plateaux d'une balance que les jouvenceaux de ma pharmacienne équilibraient avec toutes sortes de boîtes, de tubes et de flacons. Mon numéro 33 ne me permettait de gagner qu'un simple filet garni, contenant deux ampoules de Lactéol, quatre sachets de Mucomyst, un colludol en spray, quelques compresses et trois suppositoires. Le Dr Hausler venait me taper amicalement sur l'épaule en me disant que je ferais mieux la prochaine fois. La loterie achevée, ma pharmacienne déployait deux ailes repliées derrière son dos et s'envolait dans un bourdonnement assourdissant vers les hauteurs du chapiteau, sous les cris et les applaudissements de la foule en délire.

Dans la réalité, elle m'en ferait plutôt voir de toutes les couleurs : des pastilles roses, des comprimés jaunes, des gélules bleues... Il m'arrive de m'effrayer moi-même en me disant que j'ai dû ingurgiter plus de produits qu'un vainqueur du Tour de France.

Bien sûr, on me fera remarquer qu'à prendre trop souvent des médicaments, ils perdent de leur efficacité car notre organisme s'y habitue et sa réactivité s'émousse. Les antibiotiques sont un bon exemple de ce discours anxiogène. Devant leur surconsommation, les bactéries auraient muté, devenant plus résistantes. Dans ce cas, j'ai fait de mon corps le siège du Conseil national de la Résistance et quand je parle c'est Radio Londres. Chez moi, les microbes ont pour hymne de ralliement la chanson de France Gall : « Résiste, prouve que tu existes, ce monde n'est pas le tien, viens, bats-toi, signe et persiste. » Nulle appréhension chez ces petits saligauds quand, de bon matin, on leur annonce l'arrivée d'un nouvel antibiotique, celui que j'ai pris dès l'aube pour contrer le mal qui me ronge. Pas de comité d'accueil. Pensez donc, ils ne sont pas encore levés.

— Eh les gars, je crois qu'on n'est plus désirés ici.

— Moins fort, y'en a qui dorment !

— C'est plus l'heure, il va falloir mettre les voiles.

— Pourquoi tu dis ça ?

— Il a pris un antibiotique.

— Lequel ?

— Je ne sais pas mais il est allé chez le médecin hier.

— Alors calmos, tu le connais comme moi son toubib, il lui a sûrement donné un truc qu'on a déjà vu.

— Oui mais quand même…

— Laisse courir, je te dis et laisse-nous dormir, c'est sûrement pas un Orelox qui va m'empêcher de finir ma nuit.

À midi, ils traînent encore en peignoir dans ce corps où ils se sentent chez eux, sans se soucier le moins du monde de l'avis d'expulsion qui vient de tomber. C'est seulement le soir venu, après une journée passée à ne rien faire, si ce n'est à me pourrir la vie, qu'ils songent à s'inquiéter de cet antibiotique que personne n'a encore vu, et tous de se mettre à rire bêtement, un rictus déformant leur sale trogne microbienne. Mieux vaut ne plus y penser, je me fais du mal. Cela ne rime à rien de gamberger sur ce qui se passe en son for intérieur.

DES BLOUSES BLANCHES À LA PELLE

Mieux vaut rater ses examens quand on est étudiant plutôt que quand on est malade.
Charlie

Il est des informations entendues à la radio le matin qui donnent l'envie de retourner se planquer sous la couette. C'est au moment où votre tartine de confiture fait une entrée tout en douceur dans le bol de thé vert que la voix du journaliste vous annonce la nouvelle : « Une étude nous révèle ce matin que nous n'aurons bientôt plus assez de chirurgiens en France car les étudiants en médecine rechignent aujourd'hui à faire douze ans d'études. » Trop long, trop fastidieux, trop de risques de procès de patients mécontents. Pauvres petits chéris. On ne manque jamais de candidats dans les facultés pour bizuter les nouveaux venus, contraints de participer à des rites graveleux afin de satisfaire les instincts pervers de leurs aînés – dans tout médecin, il y a un cochon qui sommeille – ou pour ausculter les infirmières en internat. En revanche, quand on leur demande quelques années d'efforts en vue d'opérer leurs concitoyens, les carabins se carapatent.

De qui se moque-t-on ? Vous verrez qu'un jour il nous faudra faire avec les moyens du bord et ne compter sur personne d'autre que sur nous-mêmes ou comment la pénurie de chirurgiens risque d'en mener certains tout droit à la cour d'assises.

— Mais enfin, savez-vous ce qui a poussé la femme de votre voisin à vous demander à vous, un honnête charcutier-tripier, d'opérer son mari après sa crise d'appendicite aiguë ?

— Elle m'a dit que les artisans étaient connus pour leur amour du travail bien fait, monsieur le président. Ça l'a mise en confiance.

— Et vous, qu'est-ce qui vous a poussé à accepter ?

— Je veux toujours rendre service monsieur le président. Ma femme me dit souvent : « Eugène, ça finira par te jouer des tours. »

— Ce tempérament altruiste vous honore mais vous auriez dû écouter votre épouse. Vous vous sentiez capable de réaliser une telle opération, comme ça, sur votre étal ?

— Vous savez, monsieur le président, vingt ans de charcuterie, ça vous donne une petite connaissance dans les abats.

— Pas au point de faire la différence entre l'appendice iléo-cæcal et la vésicule biliaire, puisque c'est tout de même la vésicule biliaire que vous avez enlevée à ce malheureux !

— Ben, c'est que chez le cochon, elle est pas tout à

fait au même endroit mais ça je le savais pas au moment d'opérer René.

— D'où ce geste malencontreux, je comprends…

— C'est pour ça que ça s'est terminé en eau de boudin.

Des cellules se rempliront pendant que des blocs se videront. Sombres perspectives en réalité.

Au moins, le voisin du charcutier échapperait-il à ce qui est devenu une habitude dans les hôpitaux et cliniques, et dont plus personne ne s'émeut vraiment : les dépassements d'honoraires. Deux milliards cinq cents millions d'euros facturés aux patients en 2011. Devant le golf et le tennis dans la liste des sports les plus pratiqués par les médecins qui opèrent, y compris dans les établissements publics où on les autorise à faire du business en privé. À peine s'est-on fait expliquer les sévices que notre corps anesthésié subira qu'on nous annonce benoîtement le rançonnement qui va avec.

Peut-on m'expliquer en quoi les honoraires doivent être dépassés lorsque l'opération se déroule normalement, conformément aux engagements pris entre patient et chirurgien ? Je voudrais bien en admettre le principe dès lors que ce dernier en fait plus que prévu une fois dans le bloc. Il lui fallait enlever un poumon. Mû par une soudaine impulsion, il en a retiré deux. Il devait corriger un nez busqué mais saisi d'un élan créatif il a refait le visage tout entier. Il a greffé deux doigts à une main qui en comptait quatre, que sais-je encore ? Ces hommes de bonne volonté pourraient alors faire valoir que la médecine n'est pas une science exacte et que la tournure prise par les événements justifie une rallonge budgétaire. Dans de telles circonstances, je suis sûr qu'il ne viendrait à aucun patient l'idée de mégoter.

En revanche, lorsque tout s'est déroulé selon le scénario établi dès le premier rendez-vous, sans doigt en plus ni poumon en moins, quand votre hospitalisation a été d'une affligeante banalité, *quid* des dépassements d'honoraires ? Les médecins ont des raisons que la raison ignore. Toujours est-il que tous ces tailleurs de chair peuvent nous remercier, nous les amateurs de billard. Chaque année, nous rendons possible l'achat de quelques résidences secondaires et finançons de jolies vacances à Saint-Bart, nous payons les implants capillaires de monsieur et les liftings de madame. Grâce à mes contributions, des petites têtes blondes ont étudié dans de belles écoles privées et des employés de maison ont pu toucher leurs gages.

Je n'eus pas à attendre longtemps pour découvrir l'univers hospitalier car c'est à l'âge de neuf ans, en 1981, qu'il m'ouvrit ses portes. Mes parents, Frédérique et moi étions en vacances dans les Bouches-du-Rhône. Deux jours à peine après notre arrivée, je descendis d'un arbre beaucoup plus vite que je n'y étais monté et ma chute du mélèze me conduisit tout droit à l'hôpital de la Timone, à Marseille. On y diagnostiqua une fracture du col de l'humérus gauche et je me retrouvai, à l'issue de mon opération, corseté de plâtre. Ma mère, que la plus petite de mes fièvres avait toujours inquiétée au-delà du raisonnable, fut mortifiée de me voir dans cet état.

— Mon pauvre chéri, tu as mal ?

— Un petit peu.

Je ne voulais pas en rajouter à son stress mais, en même temps, je sentais que le fait d'avoir un peu mal pouvait me faciliter l'obtention de quelques faveurs.

— Maman…

— Oui, mon chéri ?

— Je peux avoir une glace ?

— Bien sûr, mon chéri.

— Et une bande dessinée ?

— Je vais demander à papa de t'en acheter une.

— Et un château fort ?

— Quand on sera rentrés à la maison, promis.

— Et puis, il faudra dire aussi à Frédérique d'arrêter de m'embêter parce que tu sais, elle est tout le temps en train de m'embêter.

— On va lui dire mon chéri, on va lui dire…

La Timone fut pour moi le théâtre d'une expérience troublante, celle de devoir remettre pour la première fois de mon existence ma santé et ma sécurité en d'autres mains que celles de ma mère. Jusqu'alors, elle avait toujours été là pour me protéger – me surprotéger pensait mon père –, pour me faire enfiler une trop grande partie de l'année ma cagoule qui grattait ou pour me badigeonner de crème solaire aux premiers rayons de soleil venus, là encore pour me faire boire mon sirop, me prendre ma température, me mettre mes suppositoires et me faire avaler des gélules en les mélangeant avec un yaourt. À la Timone, pour la première fois, elle était impuissante, une simple spectatrice, et n'en avait l'air que plus désemparée. J'en ressentis une impression bizarre, comme si le désarroi de ma mère était une maladie contagieuse.

Mes émotions s'entrechoquaient car d'un autre côté le personnel hospitalier me fit un effet bœuf. Tous ces adultes s'intéressant à ma petite personne me laissaient croire que j'étais l'individu le plus important du monde. Tous avaient l'air de savoir beaucoup de choses auxquelles je n'entendais rien et je compris alors que la médecine était une affaire de professionnels, qui cependant, n'en restent pas moins des hommes. Mes parents en prirent conscience une fois rentrés aux Mureaux, quand le médecin de famille me fit faire quelques moulinets avec mon bras réparé. Il décréta que l'opération était à refaire et je me vis donc offrir un deuxième séjour chez les grandes personnes qui savaient beaucoup de choses et – presque toujours – quoi faire. La seconde fois fut la bonne d'où ces questions qui me taraudent depuis l'enfance : la compétence d'un chirurgien est-elle inversement proportionnelle au taux d'ensoleillement de la région où il exerce ? Faut-il établir une relation entre bouillabaisse et erreurs médicales ? Les médecins marseillais décrochent-ils leurs diplômes dans des tournois de pétanque ?

Ces péripéties opératoires eurent le mérite de me montrer, dès mon jeune âge, que les médecins sont indispensables et faillibles à la fois. L'équation de ma vie était posée : plus je consulte et plus je constate les limites de ceux que je consulte et donc plus je consulte. Équation insoluble. Ces souvenirs du passé n'en restent pas moins délicieux, dans cette période bénie du début des années 1980 où les dépassements d'honoraires n'étaient pas encore à la mode et la Sécu presque en équilibre. Avoir connu la Sécu en équilibre, c'est un peu comme avoir vécu l'Occupation, se rappeler le jour de la mort de Kennedy ou avoir vu les Beatles sur scène, cela indique que vous êtes plus proche de la cataracte que de la crise d'acné.

Du reste, les maux de notre époque ne se résument pas au trou de la Sécu. Alors que règnent partout l'indifférence et l'égoïsme, que le chacun-pour-soi s'est répandu dans la société comme un gaz toxique, l'hôpital est l'un des derniers lieux à pratiquer le tous-pour-un, à nous donner le sentiment d'exister, de compter pour les autres – des autres qui nous sont totalement étrangers. C'est l'un des rares sujets sur lesquels Charlie peut s'enthousiasmer.

— À l'hosto, mon pote, tu es l'objet de toutes les attentions, on s'occupe de toi, on te prend ta température deux fois par jour, on te remonte tes oreillers, on te prépare de bons petits plats…

— De bons petits plats, euh…

— En tout cas, ils essayent, sois pas chien. À l'hosto, tu es le centre de toute une chaîne humaine, le maillon faible mais le plus important, celui qui capte l'attention et la lumière. À l'hôpital, mon p'tit gars, tu es une star !

La preuve en est ces projecteurs qu'on braque sur

vous dans le bloc opératoire, ces paires d'yeux qui vous scrutent au-dessus des masques. À ce propos, je tiens à faire taire les méchantes rumeurs qui courent sur le port de ces masques. Non, ils ne servent pas à retenir prisonnière l'haleine de ceux qui auraient un penchant pour la boisson. Non, ils ne sont pas faits pour nous empêcher d'identifier ultérieurement le responsable de la possible complication post-opératoire – près de cent mille « accidents indésirables graves » se produisent chaque année dans les blocs, pour quatre millions d'opérations. Imaginez-vous au poste de police, devant une poignée de chirurgiens alignés dos au mur, à l'abri derrière une vitre fumée ?

— Reconnaissez-vous celui qui a oublié son bistouri dans votre abdomen ?

— Difficile à dire, je n'ai vu que ses yeux.

— Prenez votre temps.

— Ils étaient plusieurs et il y avait beaucoup de lumière.

— Pensez-vous que notre homme soit parmi ceux-là ?

— Je ne sais pas, peut-être le deuxième à droite.

— A-t-il dit quelque chose avant de commencer ?

— Juste : « Vous allez voir, tout va bien se passer »

— Le deuxième à droite, avancez-vous et dites à voix haute et intelligible : « Vous allez voir, tout va bien se passer. »

— Vous allez voir, tout va bien se passer.

— Alors, c'est lui ?

— Je ne suis pas sûr.

— Essayez de vous concentrer, c'est important, il y

a peut-être parmi ces hommes un récidiviste que nous recherchons depuis plusieurs mois.

— Qu'est-ce qu'il a fait ?

— Plusieurs erreurs médicales : patients recousus à la va-vite, greffes hasardeuses, prothèses mal posées…

— Et vous n'arrivez pas à le coincer ?

— Difficile avec ces foutus masques d'identifier formellement un suspect, j'essaye de recouper les témoignages des patients, ceux qui se sont réveillés.

Faire des masques en plastique transparent ne nuirait pas à leur efficacité face aux virus et empêcherait les malveillants de diffamer toute une corporation.

Au chapitre des observations en vue d'un éventuel Grenelle pour une plus grande convivialité dans le bloc opératoire, je ferai une remarque au sujet du froid polaire qui y règne. Le personnel soignant réclamerait des moufles pour travailler que je n'en serais pas vraiment étonné. La chaleur humaine, c'est une chose mais celle qu'on peut lire sur un thermomètre est appréciable au même degré.

Le patient est au premier chef concerné par cette température de chambre froide. La viande, c'est lui ! Il l'est d'autant plus que le vêtement censé l'habiller est pour le moins inadapté en ce lieu. En fait de vêtement, il s'agit d'une blouse courte, plus légère qu'une plume, qui se transforme en mini-jupe lorsqu'elle atteint les cuisses, avec cette étrange particularité de se nouer dans le dos. Rien de tel pour sentir des frissons monter au creux des reins. Cette tenue grotesque ne fait qu'en rajouter au sentiment de vulnérabilité qui est le nôtre dans ces moments qui précèdent le grand sommeil car il n'est pas plaisant de savoir ses fesses ainsi offertes aux regards d'inconnus, aussi dénués de mauvaises pensées soient-ils. Et que dire de l'humiliation subie par ceux qui les ont plates ou en gouttes d'huile ? Seuls les exhibitionnistes y trouvent leur compte. On peut se poser bien des questions sur les motivations du corps médical lorsqu'il passa commande d'un tel accoutrement. S'est-il laissé abuser par un styliste en mal de création ? Je n'y crois pas. Au risque de me répéter, je rappelle qu'il y a dans tout médecin un cochon qui sommeille et un appétit pour le bizutage lubrique dont les patients sont aussi les innocentes victimes.

Au moins pourrait-on autoriser à porter un sous-vêtement rassurant et gage de dignité celui qui se fait opérer dans la partie haute de son corps, loin du carré V.I.P., mais non. Bras cassé, pontage coronarien, redressement de la cloison nasale, c'est cul nu pour tout le monde. Même tarif en bas, pour la greffe d'orteil ou la rupture de ligament croisé. La blouse hospitalière a ceci de commun avec le kilt qu'on ne porte rien en dessous et ce code vestimentaire est encore plus strict que celui observé dans la lande écossaise ; aucun moyen d'y déroger et pas de cornemuse dans laquelle souffler pour se changer les idées. Je vous mets au défi de vouloir conserver un caleçon ou une culotte au moment de quitter votre chambre pour rejoindre le bloc. Vous verrez alors l'infirmière douce et affable qui s'occupait de vous comme d'un membre de sa famille se transformer en furie pour vous l'arracher sans ménagement. Même un string fera d'elle un pitbull enragé.

Mais du fin fond de la Toile, la révolte gronde. Nous sommes chaque jour plus nombreux à signer la pétition mise en ligne pour mettre fin au spectacle désolant de patients rasant les murs pour regagner leur chambre. Au plus haut niveau, le sujet fait débat. La Bastille de l'oppression hospitalière se fissure, elle ne tardera plus à tomber, rendant leur fierté à ses « sans-culottes ».

Nous voici donc, pauvres malades, exposant notre intimité aux quatre vents dans une pièce où les thermomètres font la gueule, en attendant que l'anesthésiste daigne nous libérer du froid et de la gêne. Lui seul détient le pouvoir de nous envoyer au pays des songes en moins de temps qu'il n'en faut à un chirurgien plastique pour sauter sur sa proie. Plus fort que Stilnox, plus puissant que Zolpidem, plus rapide que Mepronizine. Ce sorcier nous jette un sort qui nous rend incapables de compter jusqu'à dix comme il nous le demande. Une grande majorité d'entre nous lâchera prise à quatre, les plus tenaces s'accrocheront jusqu'à cinq avant de sombrer. Il me plairait de voir sa tête si nous continuions d'égrainer les chiffres. Six, sept, huit. Froncement des sourcils chez le Dr dodo. Neuf, dix, onze. Apparition du doute chez cet homme jusqu'alors sûr de sa science. Douze, treize, quatorze. Remise en cause de plusieurs années d'études et autant d'expérience. Quinze, seize. La panique le saisit tandis que le chirurgien se met à taper du pied sur le carrelage et que des murmures d'incompréhension se font entendre derrière les masques.

— Qu'est-ce qui lui arrive ?

— Je vous l'avais bien dit, il ne m'inspirait pas confiance.

— Ça doit être un stagiaire.

— C'est très difficile de trouver un bon anesthésiste de nos jours.

— M'en parlez pas, j'en connais un qui endort ses patients avec de beaux discours.

— Vous êtes sûr ? On m'avait dit que c'était avec de belles promesses.

— Bon, qu'est-ce qu'on fait maintenant ? On ne va pas dormir ici tout de même !

Cinquante-deux, cinquante-trois, cinquante-quatre. Le patient continue de compter à haute voix mais l'opération a dû commencer. Pour se rendre utile et se montrer solidaire, il fait circuler les instruments de main en main. C'est à ce moment que l'anesthésiste consciencieux se réveille en sueur, avant que son épouse n'aille lui chercher un comprimé de Zolpidem dans la salle de bains. C'est connu, tout comme le cordonnier est mal chaussé, l'anesthésiste dort mal. Dans la réalité, Morphée ne s'est jamais plainte de m'avoir attendu au-delà du cinq.

Étrange, le sommeil opératoire est un sommeil sans rêves. Comme si le tuyau de la perfusion était trop étroit pour les laisser passer. On plonge dans un trou noir, le néant, le vide, le rien, c'est un échantillon de coma. Lorsque l'heure est venue de remonter à la surface, c'est en respectant un palier de décompression car il n'est pas question de regagner directement sa chambre une fois sorti du bloc. Détour par la salle de réveil, sensations fortes garanties.

Sortir d'une anesthésie générale, c'est avoir l'impression que tout le Paris-Dakar vous est passé dessus. On ouvre les yeux sans vraiment savoir où l'on est. On entend des gémissements, on devine d'autres lits, d'autres personnes qui remontent à leur tour à la surface. Les outrages subis avant l'opération, la blouse et le froid, sont oubliés. Lentement, des fragments de mémoire nous reviennent. On se souvient d'avoir été opéré mais quant à savoir si l'on est toujours vivant ou si le billard est devenu corbillard, c'est une autre histoire.

Vu les brumes dans lesquelles on se trouve, la salle de réveil peut aisément passer pour une gare de triage, le purgatoire, la salle d'attente de l'enfer ou du paradis. Assailli par le doute, on imagine le pire et on rassemble précipitamment ses idées en vue de l'interrogatoire qui décidera de notre destination pour l'éternité. En haut ou en bas ? Les flammes de la damnation ou les vertes prairies ? Le pervers cornu ou le barbu sympa ? Pas d'avocat sous la main pour faire valoir ses arguments devant le tribunal de la vie, il va falloir plaider seul.

Vite, se remémorer toutes les petites vieilles que j'ai aidées à traverser dans les clous, les ordures que j'ai triées sans renâcler, les calendriers des pompiers de Clamart que j'ai achetés. J'ai intérêt à ne rien oublier car on va me mettre sous le nez tout le reste : ma contribution active au sabordage de la Sécu, bien sûr, mais aussi les transports en commun que je n'ai pas assez pris, les dons au Téléthon que je n'ai pas faits, le thon rouge que j'ai mangé au restaurant, au mépris de l'équilibre écologique. On va me ressortir ce soir de juin où j'ai profité d'une absence de Claire pour essayer sa petite robe parme, comme ça, juste pour voir ! On me reprochera de lui avoir fait perdre ses plus belles années. Tout a été noté et classifié, on va me dresser l'inventaire de mes bassesses, mes lâchetés, mes mesquineries, mon égoïsme abject, les choses que je n'ai pas dites alors que j'aurais dû parler et celles que j'ai répétées au lieu de me taire. On me dira que je n'ai pas accompli le dix-millième de ce qu'a fait l'abbé Pierre, que je ne suis qu'un paillasson sur lequel Mère Thérésa aurait pu s'essuyer les pieds. On va me faire bouffer mes ordonnances, une à une et en mâchant bien. Je suis cuit, fait comme un rat, bon pour servir de viande à barbecue au trente-sixième dessous.

C'est alors qu'une tête se penche sur moi, celle d'une grosse dame avec une coiffe sur les cheveux et un duvet sous le nez :

— Monsieur, vous êtes réveillé ?

— [*Bredouillis incompréhensibles en guise de « Oui ».*]

— L'opération est terminée, vous êtes dans la salle de réveil.

— [*Borborygme en guise de « Très bien ».*]

— On vous garde quelques instants le temps que les effets de l'anesthésie se dissipent puis on vous ramènera dans votre chambre.

— [*Mélange de syllabes en guise de « D'accord ».*]

— Je ne suis pas loin, si ça ne va pas, vous m'appelez.

— [*Tentative d'assembler des mots pour dire : « Est-ce que vous allez me tenir la jambe encore longtemps ? Je ne suis pas d'humeur à vous faire la conversation. »*]

Ce duvet penché au-dessus de moi m'est familier. C'est celui de la créature qui m'a emmené au bloc sur ma couchette à roulettes, c'est celui d'Annie, l'infirmière qui m'a imposé la blouse avilissante. Oubliée la rôtisserie pour l'éternité. Je remets à plus tard mon examen critique car je suis encore de ce monde, alléluia !

Arrive l'heure de retrouver sa chambre, où l'on restera quelques jours mais ce n'est plus pareil. Ça sent le départ, comme dans ces derniers jours de vacances où flotte dans l'air une douce mélancolie à l'idée de ressortir les valises. Vous sentez poindre le moment où l'on va vous arracher à votre perfusion, vous savez qu'on ne prendra plus votre température deux fois par jour et qu'on ne remontera plus vos oreillers. Vous lisez dans le regard des infirmières que votre tour est passé. Elles s'occupent encore de vous mais le cœur n'y est plus. Remis sur pieds, on ne les intéresse plus comme avant, elles ont déjà la tête au patient suivant et nous, on a le blues de la blouse. Pas moyen d'y couper, il faut remballer ses affaires pour retourner dans la vraie vie, celle où l'on n'a pas à portée de main un bouton rouge pour demander de l'assistance quand ça ne va pas.

Les formalités de sortie accomplies, nous voilà sur

le parking, livrés à nous-mêmes pendant qu'à l'intérieur de la ruche, la vie continue. Certains patients ne le savent pas encore en cet instant mais ils reviendront à l'hôpital plus vite qu'ils ne le pensent, grâce à la maladie nosocomiale attrapée pendant leur séjour. Un staphylocoque doré multirésistant, quelle charmante attention de la part de l'établissement !

Objectif Lune

Ma coloscopie, ce fut Voyage au centre
de la Terre avec moi dans le rôle de la Terre.
Thomas Lutraux

Il est une salle de réveil à nulle autre pareille, celle où je me suis retrouvé après avoir fait une coloscopie. Pour Charlie, c'est pure folie que d'attendre sagement les cinquante ans réglementaires pour se soucier de sa vie intérieure. Je découvris donc bien avant la plupart de mes contemporains l'étrange cérémonial de cet examen en profondeur. Vu l'étroitesse et la sinuosité du chemin emprunté par la sonde, cet examen-là requiert la totale : bloc, anesthésie et salle de réveil. Je m'étonne qu'aucun producteur de télé-réalité n'y ait encore songé pour une nouvelle émission. Il y a là de quoi amener à son point ultime un genre qui n'a cessé de faire reculer les frontières de l'intime, l'endoscope muni de sa caméra est l'instrument rêvé pour le pousser à son paroxysme. Maintenant que j'ai exposé l'idée, je vais être pillé par ces marchands du temple.

En préambule, trois à quatre litres de liquide laxatif sont à consommer sans modération la veille de l'examen, le tout à boire en deux heures top chrono. Je commençai avec entrain, un vrai pilier de comptoir à l'heure de l'apéro, et je terminai le cœur au bord des lèvres, chaque gorgée virant au supplice, me faisant presque regretter d'avoir voulu pousser si loin mes investigations. La suite immédiate se déroule aux toilettes car le travail préparatoire à la coloscopie a ceci de commun avec la méditation transcendantale qu'il permet de faire le vide en soi. Instants pénibles dont l'homme moderne ne sort pas grandi, réduit à l'état de boyaux en surrégime. Il n'est plus qu'un appareil digestif incontrôlable et par-dessus tout, bruyant.

Futurs sondés, je mets en garde ceux qui parmi vous mènent une vie de couple harmonieuse et qui souhaitent qu'elle le reste. Surtout, à J – 1, organisez-vous pour évacuer de l'appartement la personne qui partage votre quotidien sans pour autant devoir en subir tous les soubresauts. Faites preuve d'imagination, trouvez un prétexte, n'importe lequel, pourvu qu'il vous permette de rester seul à l'heure où vous vous effraierez vous-même sur la chaise d'aisance.

La première fois, j'eus la chance d'être encore célibataire, un statut dont on doit se féliciter en de telles circonstances. La seconde fois, alerté sur les dommages collatéraux, je pris les devants en achetant deux places de théâtre à Claire et à sa meilleure amie, Élodie, qui se voyaient la plupart du temps sans moi. Mes rapports avec Élodie n'ont jamais dépassé le stade de la simple courtoisie. Elle a toujours affiché en ma présence une retenue que je mettais sur le compte d'une incompréhension au sujet de ma fragilité. Claire s'était probablement confiée à ce sujet, d'où le regard en biais de la copine, signifiant au mieux la perplexité, au pire la crainte de voir un fou inoffensif sombrer un jour dans la démence. Charlie s'agaçait d'être jugé de la sorte.

— Pour qui elle se prend, celle-là, est-ce qu'on la toise de travers parce qu'elle est anorexique !

— Elle n'est pas anorexique, elle fait juste attention à sa ligne.

— Tu parles, ça doit être bouillon clair le matin et deux tomates cerises le soir.

— C'est important de surveiller son poids, c'est pas à toi que je vais apprendre ça.

— C'est le poids d'équilibre qui compte, mon p'tit gars, pas celui que nous dicte la société, droguée aux tailles mannequin.

— Je sais, écouter les besoins de son corps, c'est ça le secret.

— Exactement, au lieu de chercher à ressembler aux girafes qui défilent sur les podiums. Tu sais quoi ?

— Non ?

— Moi, mon pote, je les aime bien nos poignées d'amour.

Sa place de théâtre en poche, Claire trouva l'attention adorable, sans se douter que ma générosité n'avait d'égale que ma peur de voir mon image auprès d'elle se flétrir durablement. Sans ce type de précaution, apprêtez-vous à lire dans le premier regard de l'être aimé que vous croiserez au sortir des toilettes de l'incompréhension, de l'incrédulité, peut-être même de la peur, comme s'il venait de découvrir quelqu'un qu'il ne connaissait pas vraiment. La qualité d'une relation peut être entamée pour moins que ça et cet avertissement vaut également pour les colocataires.

Mon colon vierge de son passé, je me présentai le lendemain matin à la clinique. Cette fois-ci, la blouse mini-jupe qu'on me tendit me parut fort appropriée. Le premier à se mettre en action fut l'anesthésiste, un expert qui me plongea dans une douce torpeur. L'effet d'un joint puissant, à l'herbe soigneusement sélectionnée par de petits producteurs jamaïcains amoureux de leur métier. J'étais là sans être là, groggy, fin prêt pour qu'un visiteur entre chez moi par la sortie de service et que je m'en moque éperdument. J'en riais presque, j'étais zen, j'étais bien.

L'examen dura près d'un quart d'heure, pendant lequel j'entendais converser les différentes personnes autour de moi. J'étais loin de me douter que mon colon pouvait intéresser autant de monde. Les sujets de conversation étaient variés, passant des résultats du championnat de France de football aux radars automatiques, en s'arrêtant sur le démantèlement d'un camp de Roms la veille par les forces de l'ordre. J'avais l'impression d'être allongé sur le zinc d'un bistrot à l'heure de l'apéro.

C'est au réveil que le novice a toutes les chances d'être décontenancé. Aussi, le personnel soignant jugea-t-il bon de faire un peu de pédagogie en expliquant les choses. Un examen minutieux nécessite que l'on vous envoie de l'air dans le colon pour en déplisser les parois et les lois de la physique sont très claires sur ce point : cet air insufflé doit ressortir. Élémentaire, mon cher Watson. C'est donc en salle de réveil que les infirmières vous enjoignent d'agir en conséquence.

— Allez-y, monsieur.

— Vraiment, je peux ?

— Mais oui, c'est normal, c'est naturel.

Je crus un instant qu'elle allait reprendre à son compte la phrase de Jean-Paul II, « N'ayez pas peur ».

— Vraiment, vous êtes sûre que je peux ?

— Vous ne pouvez pas, vous devez !

Guidés par la même injonction, d'autres patients s'associèrent à moi pour faire pétarader leur pot d'échappement de manière totalement décomplexée. C'était *Règlements de comptes à O.K. Corral*, le feu d'artifice du 14 Juillet tiré hors saison. Nous formions un chœur réuni dans un concert de détonations.

Je vis dans cet épilogue sonore comme une sorte de catharsis. Si enfant, on s'amuse de ses pets et des réactions tantôt amusées tantôt offensées qu'ils provoquent chez les adultes, on décide assez vite de s'autocensurer car la flatulence est l'un des derniers tabous de nos sociétés modernes. Honni soit celui qui s'aventure à briser ce tabou en présence de ses congénères, il enfreint les règles qui séparent le barbare de l'homme civilisé. Ses éventuelles qualités, même connues et reconnues de tous, son intelligence, sa générosité, son altruisme, passeront en pertes et profits pour ce coupable relâchement. Tel autre sera pointé du doigt comme si sa réputation d'homme honnête et travailleur était usurpée. Vous êtes marqué du sceau de l'infamie, c'est le pet ou le respect. Le résultat de cette formidable pression est que l'on s'interdit le moindre écart, au bureau, dans le métro, au théâtre, en famille ou dans les ascenseurs. Garder le contrôle, toujours, jusqu'à l'inévitable sortie de route. Je me surpris un jour, une fesse posée sur un bureau au milieu de la rédaction, à bredouiller à cette collègue du service « Eco » qui venait de me prendre en flagrant délit au cours d'une conversation fort intéressante sur les échanges commerciaux Nord-Sud :

— Ce n'est pas ce que tu crois !

Mensonge dérisoire et puéril, traduisant ma panique devant son regard interloqué. Certains ont tellement fait de cette loi d'airain – tu ne péteras point – une seconde nature qu'ils se l'interdisent même en dehors de toute présence étrangère. À toutes fins utiles, je leur rappellerai l'histoire de cette femme qui, pendant douze ans, a souffert mille maux pour ne pas avoir cédé à la moindre tentation de vent. L'érudit du XVIIIe siècle, Pierre-Thomas-Nicolas Hurtaut, s'en fit l'écho dans son excellent traité, *L'Art de péter*.

L'ambiance était joyeuse dans cette salle de réveil, faite d'insouciance et de régression. Tous ensemble, nous libérions des instincts enfouis sous plusieurs siècles de civilisation et quelques couches de bienséance, et l'on devinait chez certains, particulièrement zélés, un passé lourd de plusieurs années de frustration. Tous ces adultes, réveillant l'enfant qui sommeillait en eux, faisaient plaisir à voir et à entendre. Rien que pour ce spectacle, au-delà de toute considération médicale, je remercie Charlie de m'avoir emmené en colo.

Le docteur Li

Je fais des trous, des p'tits trous, encore des p'tits trous.
L'acupuncteur des Lilas

A priori, l'acupuncture ne m'intéressait pas. Je n'étais guère emballé à l'idée de me voir transformé en poupée vaudou et sortir du cabinet d'un médecin sans avoir dans la poche une ordonnance bien dodue était un concept qui m'échappait. Je fus pourtant amené à reconsidérer mon point de vue. Une médecine vieille de plusieurs milliers d'années ne peut pas l'être totalement par hasard et continuer de la mépriser alors que tant de blouses blanches me laissant sur ma faim faisait de moi un piètre patient. Dans le combat sanitaire que mène Charlie, mieux vaut être large d'esprit et ne pas mettre tous ses médecins dans le même panier.

Ulysse m'aiguilla sur deux acupuncteurs. Le premier s'appelait Cheng Li, le second Frédéric Martin. Mon choix fut vite fait. Comme le nom d'un médicament, le nom d'un acupuncteur doit sonner juste et pour piquer, un Dr Li, ça sonne mieux qu'un Dr Martin. Je l'imaginais sortant tout droit de la Cité interdite après avoir prodigué sa science à quelque empereur de la dynastie mandchoue. Frédéric Martin, cela fait tache chez les Mandchous. Dès que j'ai vu Cheng Li, j'ai su qu'il ne s'agissait pas d'un nom d'emprunt pour attirer le chaland. D'abord, il était asiatique – et même chinois me confia-t-il d'emblée –, le minimum requis pour m'inspirer confiance. Ensuite, avec sa soixantaine bien tassée, ses cheveux blancs lissés en arrière, ses petites lunettes rondes et son buste légèrement incliné en avant, manifestant une déférence tout orientale, il avait le physique de l'emploi. Il me faisait penser au maître de David Carradine alias Petit Scarabée dans la série *Kung Fu*. C'était l'Oncle Ben's de l'acupuncture, parfaitement raccord avec la Cité interdite.

Pour ce qui était du décorum, en revanche, on était loin des palais de l'impératrice Ts'eu-Hi. Le D^r^ Li exerçait au rez-de-chaussée d'un immeuble H.L.M. à la façade défraîchie, dans un petit appartement vétuste du XIXe arrondissement de Paris. Aucune plaque de cuivre aux titres ronflants pour impressionner, juste son nom écrit à la main sur la sonnette. Même dépouillement à l'intérieur. Le plancher ne craquait pas sous les pieds et pour cause, le sol était recouvert de lino (*In lino veritas ?*). Ni tapis moelleux ni cheminée en marbre, pas de frises au plafond.

Le mobilier était à l'avenant, réduit à sa plus simple expression, dans une dimension strictement utilitaire, et semblait avoir été récupéré aux Objets encombrants. Un couloir aux murs frappés de jaunisse, habité par quelques tabourets en Formica, menait au cabinet du

D[r] Li. De chaque côté d'un bureau impersonnel, deux chaises aux assises rudimentaires étaient disposées, l'une pour le piquant et l'autre pour le piqué. Attenantes au cabinet, deux pièces plus petites, proches du cagibi, chacune meublée d'un sofa en Skaï craquelé. Comme dans le couloir, le papier peint semblait dater de l'époque Ming, les couleurs avaient passé, voire trépassé pour certaines. De toute évidence, le confort et l'esthétisme étaient deux notions totalement étrangères au D[r] Li qui entendait s'en remettre à la seule qualité de son art pour convaincre ses visiteurs qu'ils avaient frappé à la bonne porte.

En tant que profane ignorant et curieux, je ne savais par où commencer.

— Est-ce que l'acupuncture peut soigner le mal de dos ?

— Pour mal de dos, acupuncture très bon (*accent asiatique prononcé*).

— Et le mal de ventre ?

— Pour mal de ventre, acupuncture très bon aussi.

— Les jambes lourdes ?

— Acupuncture très bon.

Et la tête, alouette ! Le D[r] Li n'était pas habité par le doute. Il m'expliqua que l'acupuncture consistait à piquer le patient le long des méridiens, là où se situait son problème : mal au genou, piqûres dans le genou, mal aux mains, piqûres dans les mains, toux intempestive, piqûres sur le torse. Partant de là, on pourra préférer pour certains maux la médecine occidentale. En cas d'érection défaillante, personne n'osera vous blâmer d'avoir adopté le Viagra comme unique traitement. Même compréhension bienveillante pour les personnes hémorroïdaires ou alors prenez soin d'emporter un morceau de bois en allant voir le Dr Li. Une branche quelconque – mais pas trop grosse – fera l'affaire. Vous pourrez la serrer entre vos dents à l'instant crucial, façon western lorsque le vieux Bill doit extraire une balle au jeune Zac, blessé après l'attaque du convoi par les Cheyennes, le plus souvent à côté d'un feu de camp crépitant et le tout en Cinémascope.

— Ça va faire mal, m'sieu ?

— Oui, mon p'tit, ça va faire mal mais le doc' le plus proche est à Carson City, c'est à deux jours de cheval. Le temps qu'on y arrive, tu seras plus là pour voir les coyotes courir dans la prairie.

— Vous inquiétez pas, m'sieu, j'vais m'accrocher.

— J'en suis sûr, mon p'tit, t'es un gosse courageux.

— M'sieu, je voulais vous dire [*Grimace de douleur*]… Si ça se passe mal, j'ai été heureux de faire un bout de chemin avec le tireur le plus rapide de l'Ouest.

— Dis pas de bêtises, mon p'tit. Quand on sera à Carson City, tu me paieras un whisky chez le vieux Jack et après on montera voir la belle Suzie.

— C'est une amie à vous ?

— C'est l'amie de tous les cow-boys qui ont quelques dollars en poche et crois-moi, elle a plein de choses à apprendre à un jeune blanc-bec comme toi !

À Carson City, le Dr Li aurait été blanchisseur, mais dans le XIXe arrondissement, il était acupuncteur et je venais le tester pour un problème localisé au niveau des fosses nasales. « Dysosmies, les troubles de l'odorat », l'émission m'avait captivé. Elle racontait par le menu l'odyssée des odeurs, quel itinéraire elles empruntent des narines au cerveau et comment on peut en perdre une partie, voire la totalité, en cours de route.

J'étais de ceux-là mais aucun des ORL que je sollicitai ne décela d'anomalie dans mon circuit olfactif. Malgré leurs dénégations fumeuses, Charlie savait bien que toutes les odeurs qui nous étaient dues ne nous étaient pas livrées, que certaines abandonnaient la course avant la ligne d'arrivée. Ces Oisifs à Responsabilité Limitée eurent beau me mettre tous leurs scanners sous le nez, je sentais que je ne sentais pas comme j'aurais dû. Le D^r^ Li serait-il celui qui dissiperait le mystère des senteurs perdues et me ferait retrouver un odorat de setter irlandais ?

Parmi la quinzaine d'aiguilles qu'il utilisa, je conserve un souvenir piquant de celle qu'il me planta sur la pointe du nez, à même de figurer dans un manuel de la torture. Une aiguille à cet endroit-là est aussi plantée au plus profond de votre mémoire. Quand viendra l'heure de rendre mon dernier souffle et que défilera devant mes yeux le film de ma vie, cette aiguille en fera partie. Lorsqu'il eut fini de répartir les autres sur mon nez comme on pose des bougies sur un gâteau d'anniversaire, il m'abandonna sur mon sofa au Skaï fatigué et referma la porte du cagibi derrière lui, non sans m'avoir lancé sur un ton qui ne souffrait pas de commentaire :

— Détendez-vous !

Plus facile à dire qu'à faire ! Mon visage ressemblait à une cible de fléchettes et les ressorts du sofa sous mon dos m'indiquaient le grand nombre de patients qu'il avait dû supporter avant moi. J'arrivais tout juste à étirer mon mètre soixante-dix-huit. Ma tête et mes pieds touchaient les murs, comme si je servais d'étai pour qu'ils ne s'effondrent pas. J'imaginais la grande tige d'un mètre quatre-vingt-dix, obligée de se contorsionner comme l'assistante d'un magicien dans sa boîte avant qu'il ne la découpât en morceaux. Le cagibi s'apparente alors au cachot sous Louis XI et quand la tige en sort, c'est pour filer directement chez l'ostéopathe.

Je mijotais donc, piqué tel une chipolata, pendant qu'en parallèle le Dr Li recevait d'autres patients dans son bureau et, vu l'épaisseur des murs, je n'avais pas besoin de tendre l'oreille pour être informé des soucis de chacun. Mme Sanchez se plaignait de ses varices (« Souvent femme varice ») :

— Pour les varices, acupuncture très bon.

M. Pasquier n'en pouvait plus de sa goutte :

— Pour la goutte, acupuncture très bon.

Il est au moins une chose que le Dr Li partage avec l'ORL des stars, c'est la notion toute relative du secret médical. Je ne devais pas être le seul à avoir constaté cette intimité bafouée puisque certains parlaient en marmonnant ou en chuchotant, comme s'ils lui confiaient le code de la force de frappe nucléaire française.

Je me sentis libéré quand il revint pour ôter les

aiguilles, le sofa aussi après que je me sois redressé. Il reçut comme une offrande le chèque de 40 euros que je lui tendis puis me raccompagna jusqu'au pas de la porte où il me salua en s'inclinant un peu plus qu'il ne l'était déjà. Je fis par la suite encore quelques incursions chez le Dr Li mais les odeurs, contrairement à Mathilde, à Jésus et au général de Gaulle, ne sont pas revenues.

ET BON APPÉTIT, BIEN SÛR

Les artères de mon voisin doivent ressembler au tunnel de Fourvière un 31 juillet.
Thomas Lutraux

Hippocrate a dit : « Ton alimentation sera ta meilleure médecine. » Savez-vous que notre pauvre estomac aligne cent soixante espèces de virus et de bactéries ? Pas facile de mettre en pratique Hippocrate de nos jours. Quand les industriels du secteur n'essaient pas de nous faire prendre des vessies pour des lanternes – c'est-à-dire du cheval pour du bœuf, ils nous préparent nos cancers de demain avec leurs additifs chimiques, colorants de synthèse, exhausteurs de goût, édulcorants et autres conservateurs. Leur arsenic s'appelle huile de palme ou de coprah, acide phosphorique ou acrylamide. Depuis une cinquantaine d'années, plus de cent mille molécules chimiques ont envahi notre alimentation et les emballages qui l'accompagnent. Si La Voisin, célèbre empoisonneuse dont les services étaient fort prisés à la cour de Louis XIV, revenait parmi nous, ce serait pour préparer les plats cuisinés vendus dans les hypermarchés. Elle s'éclaterait comme une folle avec les matières grasses hydrogénées et remercierait la providence de lui avoir fait connaître les acides gras saturés. Sûr qu'avec l'antioxygène E320, tout Versailles y serait passé.

La Voisin rirait aussi devant l'ampleur prise aujourd'hui par l'obésité, ce fléau qui menace à la première tête de gondole venue. Elle se répand comme une maladie contagieuse au rayon épicerie de nos magasins et dans les chaînes de restauration rapide, ces lieux de perdition que fréquente assidûment mon voisin, M. Gentil. Il a quarante-neuf ans et il est gros, très gros, carrément énorme même. Charlie dirait qu'il n'a pas trouvé son poids d'équilibre (en nombre de kilos, je dirais que M. Gentil est égal à Claire plus Élodie plus Frédérique). Il le sait et s'en attriste mais n'est pas de taille à lutter, ce qui est surprenant vu son gabarit d'exception. Il habite l'appartement en face du mien. Lorsque nous faisons ascenseur commun, la cabine s'en trouve réduite de moitié et il me faut rentrer le ventre pour qu'il puisse actionner un bras et appuyer sur un bouton (un mouvement de ce type fait partie des rares activités physiques qu'il s'autorise dans une journée). M. Gentil ressemble à une sphère gonflée à l'air chaud, vaguement subdivisée en jambes, en bras et en tête, tête qui elle-même s'apparente à une sphère de plus petite dimension d'où émergent un nez, des yeux et une bouche. Il m'a confié un jour ne plus rien voir de la partie inférieure de son corps lorsqu'il se tient debout et avoir perdu de vue son nombril en 1987, son sexe en 1993 et ses pieds en 2000.

Il doit ces renoncements successifs à son addiction car M. Gentil souffre de compulsion alimentaire. C'est au-delà de ses forces, il mange tout ce qui lui est interdit : barres chocolatées, biscuits, confiseries, hamburgers, quiches, etc. C'est probablement grâce à lui que la France détient le record mondial de consommation de Nutella. Je pense qu'il pourrait tuer pour un paquet de chips. Quand elles souhaitent en finir avec la vie, certaines personnes choisissent le pistolet, les barbituriques ou le passage du TGV, mon voisin préfère la *junk food*. Ses taux de diabète et de cholestérol en font une bête de concours. Il a bien essayé de lutter mais les efforts entrepris me laissèrent perplexe lorsqu'il s'en ouvrit à moi.

— Monsieur Lutraux, vous savez que je viens de commencer un régime ?

— Voilà une bonne résolution, il n'est jamais bon d'être en surpoids.

Doux euphémisme le concernant.

— Il était temps que je réagisse, faire trois pas suffit à m'essouffler.

— Effectivement, il était temps.

— D'autant que ces trois pas, je les fais pour aller au réfrigérateur !

— Qu'est-ce que vous avez décidé alors ?

— De moins manger, tout simplement.

— Un principe de bon sens, il me semble.

— Tenez, à chaque repas, je prenais trois desserts : glace, gâteau et fruit, c'est trop !

— Je vous le confirme. Et donc ?

— J'ai supprimé les fruits.

M. Gentil a aussi tenté de varier son alimentation, en vain. Une courgette le rend vert de peur. Devant une feuille de laitue, il est comme un éléphant qui aurait vu une souris. Toxicomane de la malbouffe, il fera un jour une overdose de mayonnaise ou s'en ira sans bruit après un *shoot* de ketchup. Ceux qui le connaissent ne seront qu'à moitié surpris à la lecture de l'avis de décès.

> *Nutella, Coca Cola, McDonald's, Haribo, Bénénuts, Heinz, Andros, Findus et la Générale du gras de jambon sont au regret de vous annoncer le décès de Jean-François Gentil dans sa 49e année. Conformément à ses dernières volontés, il sera inhumé près du distributeur automatique de friandises le plus proche.*
> *Ceux qui le souhaitent sont invités à venir jeter une dernière poignée de sucre sur le cercueil.*

À tous ceux qui auront compris que notre parcours de soins passe par la cuisine, je rappellerai un principe élémentaire, celui du zéro viande, alors abandonnez immédiatement votre steak sur le bas-côté de l'assiette. Vous y êtes contraints vu le sombre inventaire en provenance de nos exploitations agricoles : vache folle, fièvre aphteuse, grippe aviaire, grippe porcine, poulet à la dioxine, tremblante du mouton, etc. La liste est aussi longue qu'un chapelet de saucisses. Au champ d'honneur, les animaux tombent les uns après les autres, c'est *Les Dix Petits Nègres* à la ferme. S'il existait des chevaux hypocondriaques, il y aurait de quoi leur faire dresser la crinière sur la tête car, de nos jours, ce qu'on a le plus de chance de trouver sous le sabot d'un cheval, ce sont des virus. Ils sont là, ils attendent, en immersion dans l'abreuvoir, nichés dans la paille. En trente ans, les fermes sont devenues des lieux pour scènes de crime, la faucheuse rôde au coin de l'étable, la mort est dans le pré.

Devant cette voie sans issue et jonchée de carcasses, des chercheurs hollandais ont fait phosphorer leurs cellules grises. Attention, les lignes qui suivent sont à déconseiller aux âmes sensibles et aux estomacs délicats. L'objectif poursuivi par ces aimables cerveaux bataves est de produire de la viande autrement. Non plus en élevant des animaux, « Trop ringard, coco », mais en cultivant à grande échelle des cellules musculaires de porc, de poulet ou de bœuf. Sûrs d'eux-mêmes, ils se donnent dix ans pour parvenir à leurs fins et nous servir dans l'assiette cette viande artificielle. De la bidoche *in vitro*, il fallait y penser. L'esprit tordu d'où est sortie cette idée fumeuse a dû recevoir une prime et les félicitations du chef de projet.

— Voilà messieurs, prenez exemple sur Joop, soyez inventifs. C'est pour ça que je vous paye !

— Merci patron.

— De l'onglet sorti de nulle part, le filet mignon tombé du ciel, l'Immaculée conception du jarret, c'est un coup de génie !

— Ça m'est venu comme ça, d'un coup.

— Et dire que je ne m'étais jamais rendu compte

que les éprouvettes avaient la forme idéale pour y faire pousser des saucisses.

— Ou des pieds de cochon, patron.

— Chez Charal, ils vont adorer !

— On était « L'autre pays du fromage », on va devenir maintenant « Le pays de l'autre viande ». Qu'est-ce que vous en dites ?

— Très bon ! Vous voyez messieurs, non seulement Joop cherche et trouve, mais en plus il nous fait déjà la campagne marketing. Birgit, mon petit, notez ça : « La Hollande, le pays de l'autre viande. »

Pauvres bouchers. Ils vont devoir laisser tomber leurs tabliers pour enfiler des blouses blanches, avant de faire naître leurs jambons sur des paillasses de laboratoire. J'en ai déjà l'eau à la bouche. J'en arrive surtout à la conclusion que contrairement au cochon, tout n'est pas bon dans le chercheur hollandais, la qualité de la cervelle laisse à désirer. Question : la tulipe, ça se fume ?

L'avenir qu'on prépare aux mangeurs de viande leur fournit matière à ruminer et le présent leur donne toutes les raisons de se faire du mauvais sang. Reste le passé sur lequel ils peuvent se pencher avec nostalgie. Époque bénie où les bœufs en daube, les coqs au vin, les rôtis de porc et les dindes de Noël vivaient heureux à la campagne. Adieu veaux, vaches, cochons, couvées, merci pot-au-feu de mamie et gigots du dimanche, nous vous avons tant aimés.

Une seule solution s'offre aux carnivores de tous poils : virer leur cuti et devenir végétariens. Le doute n'est plus permis, c'est dans les fruits et légumes que se trouve notre salut. Le programme national Nutrition et Santé nous recommande d'en consommer cinq par jour, mais pourquoi s'arrêter en si bon chemin se demanda Charlie. Pas de demi-mesure, il faut saisir le terreau par les cornes et sauter sur toutes les occasions de passer au vert.

À la maison ou au journal, je ne recule jamais devant le bouillon de céleri de dix heures ou le sandwich au concombre de dix-sept heures. Un radis par-ci, un verre de jus de poivron par-là, c'est toujours autant de pris. Certes, je veux bien admettre que les tartines à la purée de brocoli procurent au petit déjeuner une sensation décoiffante mais si l'on reste concentré sur l'objectif santé, elles passent plus facilement. Frites de carottes, pâtés de salsifis, flans d'asperges ou tartes aux betteraves, que n'ai-je inventé pour tenir la distance et ne pas dévier de ma route, pour que Claire partage mon enthousiasme aussi. Ce régime ayatollesque a fait de moi un potager sur pattes, mon teint vire irrémédiablement au vert. J'ai l'impression que mes doigts ressemblent de plus en plus à des cornichons et mes oreilles à des feuilles de chou. À ce rythme, il me faudra un jour déménager dans une serre. Le Dr Hausler me prescrira une dose d'engrais tous les matins et me demandera d'espacer les douches car il est déconseillé d'arroser tous les jours.

Les fruits sont également très importants et, comme les légumes, ils doivent impérativement être bio. Les autres agonisent sous plusieurs couches de pesticides et d'insecticides.

Charlie a potassé son sujet. Il le connaît sur le bout des doigts et toutes les occasions sont bonnes pour faire étalage de sa science.

— Le gros point fort du bio, mon p'tit gars, ce sont les polyphénols, des antioxydants qu'on trouve en quantité supérieure dans les fruits et légumes. Ils offrent aussi une concentration plus forte en magnésium, zinc, flavonoïdes et acide gras oméga 3.

Il y a aussi en lui un instit frustré.

— Est-ce que tu sais combien de traitements successifs une pomme non bio reçoit avant d'être récoltée ?

— Non.

— Vingt-sept !

— En moyenne, donc certaines moins que ça.

— Et d'autres, beaucoup plus ! Des traces de pesticides peuvent être relevées jusqu'à cinq millimètres sous la peau.

— On ne mange plus de fruits alors ?

— Pas ceux-là en tout cas. Ce ne sont plus que des souvenirs de fruits, devenus des bombes à retardement pour notre organisme.

— Gardons le sens de la mesure, si tu veux bien.

— À elle seule, la grappe de raisin, le fruit le plus traité, est une arme chimique, une grenade dégoupillée au milieu de la supérette !

À l'opposé, les fruits bio ne nous veulent que du bien, même si leur allure laisse perplexe. Reconnaissons-le, ils n'inspirent pas vraiment confiance. Plus petits, moins lisses, moins appétissants que leurs congénères victimes de maltraitance chimique, ils sont contre toute attente nos meilleurs alliés. L'inverse du genre humain en somme, où le fait d'être petit et laid rend souvent agressif et méchant par-dessus le marché.

Les textes les plus anciens ont cherché à leur façon à nous mettre en garde contre les dangers d'une agriculture productiviste. Il n'est qu'à lire l'Ancien Testament. Dès son premier livre, le message est clair, l'évidence est là, elle nous saute aux yeux. Le fruit qu'utilise le serpent pour soumettre Ève à la tentation n'est manifestement pas bio, trop beau, trop appétissant. Il a de toute évidence reçu les traitements adéquats pour faire craquer l'ingénue, il a peut-être même été génétiquement modifié. Un fruit bio n'aurait pas été à la hauteur pour provoquer le péché originel.

— Le Serpent : Dis-moi, ma belle, que dirais-tu de mordre dans ce fruit alléchant ?

— Ève : Alléchant ? Tu l'as vu ton fruit ? Franchement, il ne fait pas envie, il fait pitié.

— Le Serpent : Ben, euh… Je l'ai cueilli pas très loin d'ici pourtant et je te l'ai apporté directement.

— Ève : Il ne fallait surtout pas te presser si c'était pour me livrer un truc pareil. Tu ne dois pas en vendre beaucoup.

— Le Serpent : Je n'ai nulle intention de te le vendre mais te l'offre pour que tu y poses tes lèvres pulpeuses.

— Ève : Je n'en veux pas de ta pomme pourrie, même pas sûr que ce soit une pomme d'ailleurs. Allez ouste, du balai, va ramper ailleurs ! J'ai Adam qui va rentrer et s'il te trouve là, ça va chauffer pour tes anneaux.

Si le fruit défendu avait été bio, Adam et Ève vivraient toujours d'amour et d'eau fraîche dans le jardin d'Éden et le monde ne s'en porterait pas plus mal. Il faut savoir lire l'Ancien Testament entre les lignes.

Les frères Grimm ont eux aussi cherché à nous alerter. En empoisonnant Blanche-Neige avec une pomme trop belle pour être honnête, ils en ont fait une martyre des traitements phytosanitaires pulvérisés sur les fruits.

Du sport, tu feras

Avec tout ce chlore dans les piscines,
ils finiront par avoir notre peau.
Thomas Lutraux

Puisque nous en sommes aux règles de base, je rappellerai que surveiller son alimentation ne suffit pas. Pour éviter que les mauvaises graisses ne viennent obstruer notre avenir, il nous faut pratiquer une activité physique régulière. Travailler son souffle pour ne pas avoir à rendre le dernier plus tôt que prévu, éliminer pour ne pas être éliminé. C'est donc animé par le sens du devoir et sans enthousiasme aucun que je sacrifie à ce rite moderne, conditionné en cela par une mère qui m'a tenu éloigné autant qu'elle l'a pu des terrains de sport.

Elle craignait que je me blesse, que je reçoive un mauvais coup et me préférait dans ma chambre ou devant la télévision plutôt qu'en train de lacer des chaussures à crampons. Même le badminton aurait été trop risqué à son goût, alors imaginez ce qu'elle pouvait penser de ces mères laissant leur rejeton jouer au rugby : des infanticides, à peu de chose près. Mon père déplorait ce maternage, il était allé jusqu'à émettre officiellement quelques protestations mais n'avait pas obtenu gain de cause, ni sur ce point ni sur aucun autre en quarante-cinq ans de mariage.

Transpirer volontairement ne faisant pas partie de la culture familiale, arrivé à l'âge adulte, je dus m'affranchir de cet héritage, mû non par l'envie de décompresser, de me vider la tête ou de changer d'air mais uniquement par l'instinct de conservation. S'il était possible de commander par téléachat la machine qui procure au corps les bienfaits du sport sans avoir besoin de lever un orteil, je serais le premier à sortir ma carte bleue. En attendant, il nous faut bouger, remuer, nous dépenser, nous agiter pour que nos artères nous en soient reconnaissantes et donner à notre petit cœur toutes les chances de battre à une cadence horlogère jusqu'au bout du voyage.

Attention, point trop n'en faut. La modération est de mise si l'on se réfère à la morphologie des sportifs de haut niveau une fois qu'ils ont raccroché, dégoûtés du sport au point de ne plus en pratiquer aucun. Combien de cyclistes qui, après avoir gagné le tour de France, perdent leur tour de taille ? De footballeurs qui finissent par prendre la forme du ballon ? *Vade retro* Maradona. Les anciens champions, les yeux autrefois rivés sur le chronomètre, se mettent à surveiller aussi fiévreusement leur taux de cholestérol. Il faut savoir raison garder pour forme humaine conserver.

Reste à choisir le bon sport. Bon pour le corps, le

cœur, le souffle, la colonne vertébrale et les articulations, moins violent que le squash mais plus nerveux que la belote. Un sport praticable en zone urbaine – que penser de ces joggers s'échinant à courir le long des grandes avenues aux heures de pointe, comme s'ils répondaient à l'appel du pot d'échappement le soir au fond des villes ? Tout bien pesé, la natation m'a semblé offrir le meilleur compromis et la piscine de Clamart est devenue un haut lieu dans ma guerre préventive contre la décrépitude.

Quelle ne fut pas ma stupeur de constater que certains osaient s'y aventurer pieds nus, comme s'ils ne savaient rien des dermatophytes anthropophiles, version Trichophyton rubrum ou Trichophyton interdigitalis. Ces mycoses cutanées raffolent de l'humidité et on frôle l'hystérie collective dans leurs rangs lorsque ces pieds d'inconscients leur sont livrés en pâture le samedi à la piscine de Clamart. Ce pic de fréquentation voit d'ignobles champignons filamenteux microscopiques envahir les voûtes plantaires et installer leur camp de base au creux des orteils. Quel gâchis lorsque l'on sait que la parade existe, j'ai nommé les sandalettes. La ligne Maginot du pied, à 15,95 euros la paire.

Le samedi après-midi, la piscine de Clamart est aussi l'un de ces moments où l'on revisite le principe d'Archimède. Tout corps plongé dans l'eau y reçoit une poussée du corps qui arrive en face, par-derrière ou sur le côté et qui est égale au volume de liquide déplacé par le triathlète pressé ou la mamie insubmersible. À croire que l'on vient d'annoncer des soldes exceptionnels sous le plongeoir. Il est d'autant plus périlleux de garder sa place dans le trafic avec des lunettes embuées sur les yeux, qui vous donnent une vision proche de celle que vous aviez lorsque vous barbotiez dans le liquide amniotique. Quand vous les retirez, elles laissent le contour de vos yeux scarifié mais sont indispensables si vous voulez faire barrage à l'adénovirus de la conjonctivite, comme la pince sur le nez pour prévenir la rhinite et des bouchons dans les oreilles pour éviter les otites. Nageur bouché, nageur comblé.

Je porte également un bonnet de bain pour éviter que mes cheveux ne finissent par ressembler à du poil de yack – de circonstance dans la campagne népalaise, moins à Clamart. Maudit chlore, il n'est qu'à voir dans quel état se retrouvent mes maillots de bain après quelques samedis seulement. J'ai pourtant choisi le dernier en date avec soin : modèle « slip bandeau », coupe carrée, matière Endurance +, « spécialement adaptée pour résister au chlore et à la lumière », m'a assuré le vendeur du magasin de sport. Comme d'habitude, j'ai fait attention à sa taille, afin qu'il comble discrètement le déficit de fermeté dont mes fesses ne se vantent pas. On ne m'ôtera pas de l'idée que les femmes qui discutent entre elles au bout du bassin doivent être impitoyables lorsqu'il s'agit de noter le cul des hommes passant par là.

— Celui-ci, correct.

— Celui-là, passable.

— Lui, peut mieux faire.

— Il mérite tout de même des encouragements.

— Alors, nous dirons : « Des efforts louables mais devra confirmer au prochain trimestre. » [*Rires.*]

— Lui en revanche, c'est zéro pointé. Ses fesses ressemblent à deux galets sur la plage de Fécamp. [*Rires.*]

— On en voit de toutes les sortes ici, des nerveuses, des hautaines, des déprimées, des généreuses...

— Des rebondies, les jours de chance.

— Et du flan les autres jours ! [*Rires.*]

Ô rage, ô désespoir, ô mollesse ennemie ! N'ai-je donc tant nagé que pour cette infamie ! Ce maillot de bain, je l'ai porté fièrement le jour de sa mise à l'eau, j'ai même eu l'illusion furtive de ressembler au mâle plein d'abdominaux et de pectoraux qui était en photo sur l'emballage. Mais, au fil des semaines, au fur et à mesure qu'il prend l'allure d'une guenille sous les assauts répétés du chlore, il est de moins en moins assumé. La fameuse Endurance + n'était qu'un mirage. Ce maillot qui épousait mes formes a fini par demander le divorce, il s'est détendu, pend de partout et c'est le regard accablé des femmes du bout du bassin qui me fait regagner au plus vite les vestiaires dans mon haillon de bain.

— Tiens, sa grand-mère doit être en train de chercher sa culotte.

— Je dirai son arrière-grand-mère !

— Avec un maillot aussi flottant, il ne risque pas de couler.

— Mais il prend le risque de l'avoir sur les chevilles en sortant de l'eau.

— Je m'étonne même que son maillot et lui soient arrivés ensemble au bout du bassin.

— Tu as raison, un vêtement lâche finit toujours par vous abandonner sans prévenir.

— Une longueur de plus et c'était l'attentat à la pudeur ! [*Rires.*]

Pourquoi ai-je toujours pensé que les femmes riant à la piscine riaient de moi ? Non content de transformer son maillot de bain en serpillière, le chlore provoque-t-il chez le nageur un délire de persécution ? Archimède en tirerait peut-être une autre conclusion, avançant que tout corps plongé dans un liquide à Clamart subit une poussée de paranoïa qui s'exerce entre les douches et le bassin, et qui est égale au poids du volume de complexes déplacé.

Au journal

Je ne veux pas des lecteurs heureux
mais des lecteurs peureux,
c'est comme ça qu'on les garde.
Mon rédacteur en chef

Investigation, le *news* magazine qui m'a embauché il y a onze ans, n'a pas vu tout de suite le parti qu'il pouvait tirer de mon intérêt fébrile pour les questions de santé puisque, dans un premier temps, on m'y confia les sujets les plus divers au service « Société ». Des ados violents aux adeptes du zen, des ménages endettés au train de vie des riches, mon champ de prospection était vaste. La détresse des agriculteurs, les religions et la sexualité, l'égalité homme femme, le stress au travail, les trentenaires chez leurs parents, les quinquagénaires au chômage, les septuagénaires toujours jeunes, je sautais d'un sujet à un autre comme un cabri curieux et discipliné.

À *Investigation*, mieux vaut arriver à la conférence de rédaction hebdomadaire avec quelques idées d'articles en tête si l'on ne veut pas être contraint de se coltiner les enquêtes fumeuses suggérées par d'autres, en particulier celles du rédacteur en chef de mon service. Il n'occupe ce poste que pour l'indéniable talent qui est le sien d'être le neveu du principal actionnaire du journal. Pourtant, il se comporte comme si des années d'expérience et une compétence reconnue l'avaient porté là où il se trouve. La plupart de ses phrases commencent par : « Ce qu'il faut que tu saches » ; « Ce que tu n'as pas compris » ; ou « L'essentiel n'est pas là », lorsqu'il répond à quelqu'un après avoir réussi à faire semblant de l'écouter. Il aime appeler bruyamment tel ou tel d'entre nous à le rejoindre séance tenante dans son bureau, dont la porte reste ouverte pour signifier que le dialogue est incessant entre les petites mains et son éminence. Faire venir à lui ses interlocuteurs au lieu de se déplacer jusqu'à eux est une manière d'affirmer son petit pouvoir et son incommensurable bêtise. Ainsi évite-t-il de trop déplacer en salle de rédaction ce mètre soixante-dix qui le complexe mais ne l'empêche pas de nous prendre de haut.

On retrouvera un matin son cadavre au beau milieu de l'*open space*, un stylo à bille planté entre les deux yeux et comme dans *Le Crime de l'Orient-Express*, chacun d'entre nous aura frappé un coup. J'ai souvent eu envie de lui faire bouffer toute crue la dernière édition du journal en l'introduisant dans son gosier, façon « rouleau de printemps », et de la maintenir enfoncée jusqu'à la glotte, le temps nécessaire pour que le poste se libère et que son oncle mette enfin un vrai professionnel à la tête de mon service.

Il est donc recommandé de se barder de munitions avant de mettre les pieds en conférence de rédaction, surtout lorsque l'actualité ronronne. Le bon journaliste doit alors trouver ses idées de reportages dans son propre vécu ou dans celui de son entourage. Il lui arrive un peu hâtivement d'en faire une tendance, voire un phénomène de société pour rendre son papier plus vendeur. C'est ainsi que vous vous retrouvez à lire quatre pages sur « Le boom des sex-toys » ou « La folie des cours de cuisine », « Le boom », « La folie » et « Les accrocs » étant les trois formulations fétiches du rédac' chef-neveu de l'actionnaire, qui réfléchit autant qu'un miroir brisé. Nos lecteurs ont eu le privilège d'en savoir plus sur « Le boom », « Les accros » ou « La folie » du jogging, des jeux vidéo, du camping, des réseaux sociaux, de l'iPhone, des jeux de rôle, du tourisme vert, du naturisme, des nouvelles technologies, du bio, du yoga, des vide-greniers, entre autres. Cela suffit à nous valoir une jolie carte de p(a)resse.

Je confesse avoir aussi prêté mon concours – à mon corps défendant ! – à quelques dossiers sur les francs-maçons, les hôpitaux et les lycées, et avoir interrogé une pelletée d'agents immobiliers pour les deux numéros rituels de l'année sur l'état du marché. Quant à mon article sur le malaise de l'Éducation nationale, si je n'ai jamais pensé qu'il me permettrait de voir mon nom figurer au panthéon des journalistes, entre Albert Londres et Joseph Kessel, il aura eu l'immense mérite de me faire rencontrer la jeune institutrice aux yeux clairs de l'école Jean-Monnet et cela vaut à ces huit pages d'occuper la place d'honneur dans mon panthéon personnel.

Je vis basculer mon destin de gribouilleur quatre ans après mon arrivée au journal, en des circonstances qui pourraient prêter à rire s'il n'y avait eu mort d'homme. Un journaliste à la solide réputation était depuis une bonne décennie le spécialiste des sujets sur la santé au service « Société ». Cela n'aura malheureusement pas suffi pour l'immuniser contre la broncho-pneumopathie obstructive aiguë qui le terrassa en quinze petits jours. Tout était écrit dans l'excellent article qu'il avait consacré à cette conjugaison de maladies pulmonaires et en comparant son papier avec son état, on eut l'ultime confirmation qu'il n'avait pas volé sa carte de presse. Peu de journalistes ont l'occasion de faire une aussi éclatante démonstration de leur professionnalisme.

Tout naturellement, on considéra que j'étais le plus à même de reprendre le flambeau car toute la maison connaissait mon appétence pour le corps humain et les menaces qui pèsent sur lui. De la secrétaire de rédaction au grand reporter, en passant par nos deux documentalistes, ils étaient nombreux à m'avoir demandé un jour conseil à ce propos. Ils avaient compris que je portais en moi ces questions de santé, un peu comme si l'humeur de mes collègues du service « Éco » avait été indexée sur les cours de la bourse. Je fus cependant partagé au moment où la proposition me fut officiellement faite et Charlie eut le plus grand mal à comprendre mes tergiversations.

— Je me demande si je ne fais pas une grosse bêtise en acceptant.

— Qu'est-ce que j'entends ! Et pourquoi ça ?

— Réfléchis, tous les sujets sur lesquels je vais écrire seront autant de raisons de m'alarmer, de faire de nouveaux examens, bilans, tests, contrôles, prélèvements...

— Pas de panique, tu vas, au contraire, être aux avant-postes dans le combat que nous menons, informé sur les nouvelles maladies et les derniers traitements, briefé sur les recherches en cours, bombardé d'études passionnantes. Tu vas rencontrer les meilleurs spécialistes, les cadors, la crème de la crème et en plus on va te payer pour ça ! Si j'étais nous, je sauterais sur l'occasion au lieu de faire ma mijaurée.

Il était « nous » la plupart du temps, à tout le moins dès qu'il s'agissait de ma santé. Ainsi sa volonté fut-elle faite et le marché conclu.

Depuis ce jour, le journal n'a eu qu'à se féliciter de son choix et mes papiers me valent régulièrement les éloges de mon rédacteur-neveu pistonné-en-chef. Je traite mes sujets avec l'exaltation du chercheur d'or, sans compter mes heures, jamais rassasié d'infos, toujours prêt à explorer de nouvelles pistes et à rencontrer de nouveaux experts pour donner aux lecteurs de quoi s'informer ou s'affoler, selon le tempérament de chacun. Ils ne pourront pas me reprocher de leur avoir caché les doutes sur l'aspartame, les soupçons sur l'aluminium, les interrogations sur le mercure dans les amalgames dentaires, sur les ondes des téléphones portables et celles des ampoules basse consommation.

J'ai écrit sur toutes les peurs de ce siècle naissant, sur la pollution atmosphérique et domestique, sur les produits cosmétiques, les dangers du wi-fi ou des antennes relais. Comment ne pas être terrorisé par ce monde que des ingénieurs et scientifiques de tous poils transforment pour le meilleur et pour le pire ? Les découvertes qu'ils font, les progrès qu'ils réalisent contiennent en eux les germes de notre destruction.

Comme je ne suis pas un ingrat, il m'arrive d'offrir à mes lecteurs un répit temporaire pour leur permettre de reprendre leur souffle. Je leur explique par exemple qu'on peut améliorer sa mémoire avec une activité physique régulière, car elle accroît le volume de l'hippocampe, ou bien j'évoque les travaux encourageants de ces scientifiques américains sur le vieillissement de nos cellules. Ils prévoient dans les dix ans le lancement d'une nouvelle molécule anti-âge qui donnera un coup de fouet à notre espérance de vie avec dix, vingt ou trente années supplémentaires (à nous faire du mauvais sang mais ce n'est là qu'un avis personnel). Hors de question de céder trop souvent au positivisme. Depuis son bureau et derrière une vitre qui ne m'empêche pas de le fusiller du regard, le rédacteur-pistonné-en chef veille à me remettre dans les rails de la peur si je m'en écarte trop souvent.

— Dis-moi, Thomas, c'est bien la molécule anti-âge mais tu as déjà disserté il y a trois semaines sur les bénéfices cardio-vasculaires du vin quand on le consomme avec modération.

— C'est une nouvelle étude anglaise qui l'a confirmé.

— Bien, bien, mais ne donnons pas trop souvent à nos lecteurs des raisons de se réjouir, un bon lecteur…

— Est un lecteur captif, je sais.

— Et pour être captif, il doit s'inquiéter et s'en remettre à nous pour espérer passer entre les mailles du filet. Si tu lui fournis trop d'occasions de penser qu'il peut s'en sortir, il va finir par le croire et se mettra à prendre la vie du bon côté, et alors il se dira qu'il a mieux à faire que de lire des journaux. Il papillonnera, il se sentira pousser des ailes et se prendra à rêver que tout n'est pas perdu dans ce vaste bordel ! Je ne veux pas de lecteurs heureux, Thomas, je veux des lecteurs peureux, c'est comme ça qu'on les garde. Toi, en tant que responsable de la rubrique « Santé », tu es là pour leur couper les ailes, pour leur rappeler que la vie est un champ de mines et qu'ils ont besoin de toi s'ils ne veulent pas péter sur un de ces foutus engins !

À ses yeux, je n'étais pas en charge des pages « Santé » mais le chef du service « Trouille ».

— T'inquiète, j'ai quelques mines en réserve.

— Genre ?

— Le vin encore mais cette fois avec une étude française qui évoque les risques accrus de cancer de l'œsophage et de l'estomac.

— Je prends ! Quoi d'autre ?

— L'acide perfluorooctanoïque dans les poêles antiadhésives qui peut rendre stérile.

— J'adore ! Autre chose ?

— Les risques des nitrates dans l'eau du robinet, du

BHA dans les chewing-gums, des rayonnements ionisants dans les radiographies…

— Encore !

Sa face congestionnée me disait que je l'avais amené au bord de l'orgasme éditorial.

— Les polluants qui entrent dans la fabrication des vêtements.

— Oui !

— Les particules fines dans le métro, l'aluminium dans les vaccins…

— Ouiiii !

Ça y'est, il avait joui mais je n'en étais pas fier pour autant.

— Un dernier ?

— Les injections antirides qui peuvent entraîner de graves complications.

— Voilà le Thomas que j'aime, toujours à l'affût ! Quand t'auras traité tout ça, tu pourras lui sortir la tête de l'eau au lecteur, pour qu'il reprenne une bouffée d'air. Juste une bouffée, hein ?

Si mon rédac' chef et moi semblons être sur la même longueur d'onde, nos motivations n'ont en réalité rien de comparable. Lui, il n'a qu'une mentalité de petit boutiquier soucieux de conserver sa clientèle alors que moi, je prétends me situer à un autre niveau en faisant œuvre de salut public. Lui, il veut vous faire croire que la vie est un champ de mines alors que moi, je sais qu'elle l'est. Lui, il veut vous faire peur alors que moi, j'ai peur pour vous. De son côté, de petites visées commerciales. Du mien, une croisade à mener. Le nombre d'exemplaires vendus pour lui, le nombre de lecteurs sauvés pour moi.

Journaliste par-dessus tout, je sais mettre en sourdine mes propres convictions au nom du devoir d'informer. La preuve en est cet article consacré à la supposée nocivité du dépistage du cancer de la prostate. Le dépistage fait pourtant partie de mes Saints-Sacrements. Dépister tout ce qu'on peut, dès qu'on peut, aussi souvent qu'on peut, c'est mon eucharistie. Cela ne m'a pas empêché d'étaler au grand jour ce qui pourrait être un désastre de Santé publique, recensant ces milliers de quinquas devenus impuissants ou incontinents parce qu'on a voulu les opérer alors que leurs cellules malignes seraient restées « dormantes ». J'ai joué mon rôle de vigie sans craindre de me mettre à dos une cohorte d'urologues à l'humeur belliqueuse, qui n'aiment pas qu'un fouineur vienne marcher sur leurs prostates. Avec mon article, qui en disait plus long qu'un toucher rectal, j'ai mis le doigt là où ça fait mal, appuyé sur la glande de la discorde. Dépistage *or not* dépistage ? Fais ton choix, camarade lecteur, mais fais-le en connaissance de cause.

Tu n'as pas à savoir que ton humble serviteur, lui, n'a pas attendu ses vingt-huit ans pour sa première échographie de la prostate. J'étais là, jouvenceau égaré au milieu de barbons qui me jaugeaient comme un intrus dans leur salle d'attente. Ma présence semblait être à leurs yeux une provocation, un rappel douloureux de ce temps béni où leur prostate ne faisait pas la taille d'un pamplemousse et où leurs allers-retours nocturnes entre la chambre et les toilettes n'équivalaient pas encore à trois Paris-Montélimar.

J'ai porté à la connaissance de mon lectorat une autre forme de dépistage, encore au stade expérimental mais qui n'en méritait pas moins quelques lignes de ma part. Elle repose sur un animal, un berger malinois, capable de repérer non pas de la drogue dans une valise mais un cancer de la prostate dans des urines. Cette étonnante disposition a conduit les médecins à entamer des recherches sur les molécules volatiles et odorantes spécifiques à cette maladie. Le taux de réussite de ce chien atteint 90 %, après seize mois passés à apprendre son « métier ». Il n'a pas fallu seize secondes au mien pour se détourner de l'urine que je lui mettais sous la truffe. Dans le regard qu'il me lança une fois retourné à son panier, je lus son inquiétude devant un maître qui semblait basculer pour de bon du côté obscur de la raison et sa mine défaite m'indiqua clairement que je ne devais pas compter sur lui pour être alerté sur quoi que ce soit dans mon urine. Mon Jack Russel entendait jouer son rôle d'animal de compagnie. Pas plus, pas moins.

La fin d'une vocation

Quand un couple se noie, il est rare
que les partenaires aient encore envie
de pratiquer le bouche-à-bouche.
Un maître-nageur

Je n'ai jamais trompé Claire avec un autre corps que le corps médical. Je dus m'y résoudre le jour où je compris que ma touchante fragilité n'exerçait plus sur elle la même force d'attraction. Elle avait fini par en faire le tour et dès lors, les beaux yeux verts qu'elle posait sur moi commencèrent à se teinter de reflets sombres. Mon acharnement à poursuivre, au-delà d'un diagnostic rassurant, les consultations et les examens jusqu'à en avoir épuisé la panoplie, m'avait dans un premier temps valu un soutien empreint d'amusement et de curiosité. Les deux s'estompèrent progressivement quand elle constata que mes activités à l'ombre des thermomètres accaparaient une part croissante de mon temps, au détriment de celui que j'étais censé passer à ses côtés pour bâtir des projets communs.

Un beau jour, l'amusement et la curiosité rentrèrent pour de bon dans leur coquille et laissèrent Claire seule avec son dévouement. Une abnégation sèche qui risquait de miner notre couple comme la rouille s'attaque à des alliages jugés indestructibles. Avec Charlie, nous jugeâmes donc nécessaire de ménager celle qui était devenue au fil des ans mon infirmière attitrée, en faisant passer à la clandestinité une partie des thérapeutes que je consultais. Je voulais en garder une quantité admissible pour ma moitié, et ainsi rester dans les limites du raisonnable afin de lui faire considérer mon état comme stationnaire. Elle pourrait de la sorte espérer le voir s'améliorer à plus ou moins brève échéance et m'accorder son indulgence en attendant. Claire ne verrait plus que la partie émergée de l'iceberg même si j'en ressentis de la culpabilité.

Il me fallait organiser mon emploi du temps pour voir en catimini une partie de ceux auprès de qui mon addiction allait grandissant. Par chance, mon travail me laissait une autonomie qui me facilitait la tâche. Je me mis à tromper Claire avec des hommes et des femmes pour qui mon corps n'était pas un objet de désir mais un objet d'étude. Je les triais sur le volet car mes journées n'étaient pas extensibles à volonté et il me fallait rester prudent pour ne pas éveiller les soupçons de mon infirmière à domicile. Un médecin de plus pouvait être le médecin de trop et faire voler en éclats un planning réglé à la minute près.

Je n'étais pas menacé par un cheveu sur une veste ou une trace de rouge à lèvres sur mon col de chemise mais par une feuille de soins oubliée sur la table basse du salon ou par la secrétaire d'un neurologue m'appelant au mauvais moment pour décaler un rendez-vous. Un flacon d'urine pouvait faire prendre l'eau à mon couple en moins de temps qu'il n'en avait fallu pour le remplir, une prise de sang provoquer une hémorragie conjugale. Claire et son sens du sacrifice n'auraient pas résisté à ma duperie ainsi révélée.

Mon agenda officiel circonscrit de la sorte, Claire tenait bon à mes côtés. Si elle était d'abord rentrée dans mon jeu par amour, le piège avait fini par se refermer sur elle sans qu'elle s'en aperçoive. Elle était passée en phase 2, celle où il était exclu de démissionner car cela revenait à m'abandonner à mon sort funeste, à me regarder me noyer dans une mer agitée en restant sur la plage. Peut-être aussi avait-elle fini par se faire au statut qu'elle avait auprès de moi, qu'il était devenu pour elle une raison d'être. La peur de se retrouver toute nue si elle rendait sa blouse d'infirmière.

Je me plais à imaginer qu'il y avait encore une autre motivation à son dévouement. Cela me réconforte de penser qu'elle voyait dans la distribution des rôles entre nous le moyen de faire durer notre couple, qu'ainsi nous faisions cause commune et que c'était le meilleur ciment pour traverser les années. Elle ne se trompait pas sur la force – réelle – du lien qui nous unissait mais la nature de ce lien aurait dû nous inciter à nous interroger sur ce que notre couple était devenu. Sans nous en rendre compte, nous avions perdu de vue la base amoureuse de notre union. Un glissement de terrain avait fait de mon épouse légitime une sœur ou une mère protectrice. Conséquence : notre vie sexuelle tomba en déshérence, ma femme était devenue ma nounou et on ne couche pas avec sa nounou. Les angoisses qui m'assiégeaient et la fatigue que cela entraînait furent une autre cause de nos corps refroidis. Notre relation restait forte mais elle avait versé irrémédiablement dans le platonisme.

J'ignorais encore à cette époque qu'à partir de vingt et une éjaculations par mois, on diminue d'un tiers les risques de cancer de la prostate. Et qu'au-dessus de trois par semaine, nous augmentons de dix ans notre espérance de vie. On n'est jamais trop informé, Charlie ne cesse de le répéter.

En règle générale, le temps qui passe est une belle saloperie. Sur les êtres vivants et sur les couples, il provoque les mêmes effets. Il abîme, il érode, il use, il entame, il rapproche de la fin. La seule vertu qu'on peut lui reconnaître est de nous apporter le recul nécessaire pour analyser des événements sur lesquels nous manquions cruellement de lucidité au moment où nous les vivions. Merci donc au temps passé depuis ma séparation avec Claire d'avoir éclairé notre relation sous un nouveau jour. La lumière est crue mais elle a l'avantage de ne pas embellir la réalité. Elle me permet d'avoir aujourd'hui une vision claire et précise du cercle vicieux dans lequel nous nous étions enfermés. La lumière, la vision, la connaissance. Selon les préceptes du bouddhisme, il semble que je sois parvenu à l'éveil total qui fait de moi un réservoir rempli de sagesse. Thomas Lutraux Rinpoché, le dalaï-lama de Clamart.

Le problème est que Claire a accédé à l'éveil total avant moi. La lumière, la vision et la connaissance l'ont touchée alors que nous étions encore ensemble. C'était prévisible car même l'ange gardien le plus dévoué, le plus patient et le plus investi dans sa mission doit se rendre un beau matin à l'évidence : sa vie propre, ses loisirs et ses distractions se sont réduits comme peau de chagrin. Ses ailes se sont atrophiées. Les CM1 et CM2 de Claire à l'école Jean-Monnet lui donnaient moins de souci que le grand enfant dont elle s'occupait une fois rentrée à la maison. Comme si cela ne suffisait pas, je fis preuve d'un talent certain pour accélérer le processus de décomposition. La zone blanche fut l'occasion d'une première secousse.

— Claire, sais-tu ce que sont les électro-hypersensibles ?

— Non…

Je sentais déjà dans sa voix percer une pointe d'inquiétude.

— Eh bien, ce sont des personnes intolérantes aux ondes électromagnétiques, celles des téléphones sans fil, ordinateurs portables, wi-fi et autres.

— Et ?

L'inquiétude était bel et bien là.

— Au stade où nous sommes arrivés, les électro-hypersensibles sont tricards sur 99,5 % du territoire.

— Je les plains.

Le détachement qu'elle essayait d'afficher était sa façon d'établir un périmètre de sécurité autour des électro-hypersensibles et de nous laisser à l'extérieur de ce périmètre.

— Je comprends maintenant d'où me viennent ces démangeaisons qui me font me relever la nuit tellement j'ai envie de me gratter.

Les barrières de sécurité venaient de voler en éclats.

— Le dermatologue a dit que tu avais la peau sèche et une tendance… atopique, c'était ça le terme ?

— Ben voyons. Parfois au journal, avec tous les ordinateurs qui sont dans la salle de rédaction, j'ai les bras qui me brûlent.

Il était probable que Claire sentait elle aussi que le tour pris par notre conversation commençait à la chauffer mais elle prenait soin de n'en rien montrer.

— Admettons. On fait quoi avec ça ?

— Il y a dans la Drôme une zone blanche.

— Une zone blanche, mais encore ?

— Une zone à très faible rayonnement magnétique, où le portable ne passe pas, où l'on ne connaît pas le wi-fi. Ce sont les montagnes du Vercors qui font écran.

— Dommage qu'elle ne soit pas à Clamart la zone blanche.

Tentative désespérée de remettre en place le cordon sanitaire.

— Elle est dans la forêt de Saoû, encore plus protégée grâce au cirque de montagnes qui l'entoure.

Silence pesant son poids d'incompréhension mutuelle.

— Et pourquoi on ne…

— Thomas, s'il te plaît, ne me dis pas ce que je pense que tu t'apprêtes à me dire.

— Pourquoi on n'irait pas s'installer là-bas ?

— Je rêve !

Claire semblait d'un coup hypersensible aux ondes que je dégageais, moi. Elle prit quelques secondes pour faire redescendre la pression. Lorsqu'elle reprit la parole, ce fut pour s'exprimer sur un ton ostensiblement posé.

— D'abord, Thomas, je suis sceptique sur le fait que l'intolérance de ces personnes aux ondes électromagnétiques soit avérée, même si c'est toi le journaliste. Ensuite, je le suis encore plus sur le fait que tu en fasses partie. Enfin, il est hors de question que je quitte Clamart pour aller vivre en forêt de Saoû, à l'abri de je ne sais quelles montagnes ou au milieu d'un cirque quelconque. Le cirque, je l'ai déjà ici.

Je pris à mon tour le temps de la réflexion pour lui montrer que j'étais à l'écoute de sa ferme réprobation et que l'art du dialogue ne m'était pas étranger.

— Réfléchis, ce serait l'occasion de changer de vie, de larguer les amarres, de vivre plus près de la nature.

— Bien sûr, avec les corbeaux qui nous ravitaillent et les biches qui passent dire bonjour. Thomas, si tu continues, ce ne sont pas les amarres que je vais larguer.

Même dit sur le ton de l'humour, l'avertissement méritait d'être médité.

— Et mes démangeaisons ?

— Si tu arrêtais de somatiser sur tout et sur rien, surtout sur rien, alors ton corps ne s'en porterait que mieux. Thomas, ce n'est pas sérieux, tu nous vois dans ta forêt, toi coupant du bois et moi en train de faire rôtir l'opossum ?

— Ça ne se mange pas, l'opossum.

— Si tu veux.

— Et on n'en trouve pas dans la Drôme.

— Ne fais pas l'idiot, tu as parfaitement compris ce que je veux dire. Et tes articles, tu les enverrais par signaux de fumée ? Et moi, je tire un trait sur mon métier ? Je ne te dis pas que nous passerons notre vie à Clamart mais si un jour nous partons, ce ne sera pas pour aller en forêt de Saoû et pour une histoire d'ondes, ce n'est pas raisonnable d'envisager des choses pareilles. Et puis, ce sera une décision que nous aurons prise ensemble, c'est un projet qui doit être commun il me semble, non ?

« Ensemble », « commun », des mots dont je n'entrevoyais pas encore le côté périssable. Fin du premier set, remporté par Claire après une montée au filet qui m'avait laissé sans voix. Elle avait réglé cette affaire avec doigté et fermeté, sans donner l'impression d'avoir été déstabilisée outre mesure par ma furieuse envie de refaire notre vie à l'ombre des montagnes du Vercors.

Sa maîtrise de la situation n'avait rien d'étonnant si l'on considérait la force tranquille qui émanait de sa personne, dont elle se servait pour me faire atterrir en douceur lorsque je planais aux limites de la stratosphère. Dans mes grands jours, j'étais capable de m'élever là où l'on ne croise habituellement que des oies à tête barrée – les seuls oiseaux à survoler l'Himalaya à neuf mille mètres d'altitude. « Barré », je l'étais aussi, ce qui m'autorisait à faire un bout de ciel à leurs côtés lorsque Charlie s'installait dans le poste de pilotage. Claire était mon centre de gravité, elle me remettait les pieds sur terre lorsque l'ivresse des sommets risquait de ne plus me faire retrouver le chemin du retour.

La façon dont elle s'était imposée, sans grande difficulté, dans la première manche ne me fit pas désarmer pour autant et je trouvai assez vite une autre occasion de militer en faveur de notre déménagement. Cette fois, la menace n'était plus ondulatoire mais virale et elle se faisait plus précise. J'en eus la primeur grâce aux informateurs dont je disposais au ministère de la Santé. Eux aussi m'étaient dévoués, trop heureux de se hausser du col en me donnant des tuyaux de première main.

Le dernier en date me touchait de près, de trop près, car c'est à Clamart et nulle part ailleurs qu'on allait créer un laboratoire européen de microbiologie P4, destiné à abriter et à étudier les virus les plus dangereux du monde dans un environnement de très haute sécurité. Selon mes sources, le P4 – P pour « Protection » et 4 pour désigner le niveau de confinement maximal requis pour l'étude des virus – serait le laboratoire le plus moderne et le plus sûr du monde dans sa catégorie, le premier d'une nouvelle génération.

Seuls trois établissements du même type existaient de par le monde, deux aux États-Unis et un en Afrique du Sud. Sa mission serait par ailleurs d'identifier rapidement les nouveaux virus et de donner l'alerte en cas de besoin. Tout avait été vissé par les huiles sanitaires de l'Europe, alliées à celles de l'Organisation mondiale de la santé, et l'annonce officielle était imminente. Le chargé de communication qui me balança l'information me fit passer des mémos dans lesquels s'exprimait abondamment la future directrice du centre, une Britannique qui avait travaillé plusieurs années dans l'un des laboratoires similaires, à Atlanta. « Nous pourrons contribuer à l'alerte mondiale contre de nouvelles pestes, et il y en aura. » Cette déclaration pouvait être considérée comme inquiétante ou rassurante selon le bout par lequel on la prenait. J'avais choisi mon bout.

Ladite directrice maniait l'ambiguïté comme personne puisqu'elle ajoutait : « Le risque pour la communauté, c'est presque zéro. » Voilà un « presque » qui faisait à mes oreilles un tintamarre du diable, tirait la couverture à lui et vampirisait toute la phrase que je lisais ainsi : « Le risque pour la communauté n'est pas égal à zéro. » La perfide ouvrait le parapluie en prévision du jour où une épidémie dévastatrice s'échapperait de son antre infernal pour aller gaillardement décimer le genre humain, en commençant par les Clamartois. Elle prendrait soin ce jour-là de nous mettre sous le nez ce « presque » qui l'exonérerait de toute responsabilité. *Damned !* Je me sentais le digne héritier de Jeanne la Pucelle, prêt à bouter l'Anglaise hors de France après lui avoir fait plier boutique.

Sur les documents en ma possession, de jolis schémas la montraient sous toutes les coutures, la boutique. C'était un parallélépipède en verre bleu, perché sur pilotis. À l'intérieur de cette grosse boîte à chaussures, une autre structure, blindée, dans laquelle les scientifiques travailleraient en tenue chirurgicale et munis d'un scaphandre, le même que ceux utilisés dans l'industrie nucléaire. Inutile de se forcer pour imaginer le Tchernobyl de la maladie infectieuse. Des caméras vidéo surveilleraient les animaleries où seraient enfermés des petits rongeurs et des singes qui, n'en doutons pas, n'y feraient pas de vieux os. On nous annonçait « Le laboratoire le plus sûr du monde », une théorie à laquelle Claire était toute prête à adhérer.

— Tu ne crois tout de même pas qu'on installe un centre comme celui-ci sans prendre toutes les précautions nécessaires ?

— Je crois que l'homme pense par nature qu'il est à même de maîtriser son destin et que l'Histoire ne lui a rien appris.

— En tout cas, moi, ça ne m'empêchera pas de dormir.

— Je ne sais pas comment tu fais.

— Je vais même te dire, je dormirai comme une souche… de virus.

Charlie veillait au grain. Cette fois-ci, elle ne nous aurait pas en maniant l'humour. Le sujet était trop sérieux.

— Tu dormiras alors qu'à deux pas d'ici ils manipuleront les virus les plus pathogènes ?

— Et ils auront raison de le faire. Si on construit un truc pareil pour s'y pencher sur le rhume et la varicelle, je ne vois pas l'intérêt.

— Ils cultiveront l'encéphalite de Saint-Louis et la

fièvre d'Oropuche, avec les risques d'accidents de laboratoire et d'attentats terroristes.

— N'oublie pas les séismes, les tempêtes tropicales et les éruptions volcaniques.

— Sais-tu que c'est dans ce type de labo qu'on s'est amusé à rendre le virus H5N1 beaucoup plus contagieux qu'il n'était, en le manipulant génétiquement ?

— Je suppose que ce n'était pas uniquement pour « s'amuser » ?

— C'était pour mieux maîtriser les processus viraux mais...

— Ah, tu vois ! Je te le répète Thomas, ce laboratoire ne me fera pas perdre le sommeil. Et toi, dis-moi, que comptes-tu faire ? Mettre des sacs de sable et dresser des barbelés autour de l'immeuble ?

— Non.

— Tu vas construire un mirador d'où tu guetteras l'arrivée des singes enragés ?

— Non.

— Tu vas faire de notre entrée un sas de décontamination ?

— Non, mais je me disais que prendre nos distances...

— Nous y voilà, c'est reparti !

— Je ne te demanderai pas de nous exiler au bout du monde mais il me semble déraisonnable de rester ici en fonction des informations dont nous disposons.

Je tentai de m'exprimer comme un homme calme et pondéré, en aucun cas paniqué et qui s'est donné le temps de la réflexion avant de prendre la décision la plus sage possible. Peine perdue.

— Thomas, depuis que nous nous connaissons, j'ai essayé de m'adapter comme je le pouvais à ta personnalité et, crois-moi, ce n'est pas facile tous les jours mais ne compte pas sur moi pour te suivre toujours plus loin dans tes délires. En plus, ce ne serait pas un service à te rendre.

DJA : Dose Journalière Admissible, qui mesure, pour chaque produit chimique présent dans la chaîne alimentaire, la quantité maximale que notre corps peut absorber sans en souffrir. Claire avait-elle dépassé sa DJA de moi ?

Charlie, lui, n'était pas décidé à lâcher prise aussi vite.

— Il ne s'agit pas d'un délire et je ne te parle pas cette fois-ci de partir en forêt de Saoû, juste de nous éloigner un peu de ce labo de malheur. Ce n'est tout de même pas de ma faute s'ils ont décidé de l'implanter à côté de chez nous !

— Je me demande si, au contraire, tu ne devrais pas y séjourner comme objet d'étude. Sérieusement, Thomas, là où nous irions, tu trouverais une autre raison de nous en faire repartir rapidement : les gaz d'échappement dans les villes, les pesticides à la campagne, les algues vertes à la mer, que sais-je encore ?

— Il reste la montagne.

Je venais de valider son argumentation. Vite, enchaîner.

— Je nous verrais bien dans la Vallée Blanche, à Chamonix, le grand air. En plus, tu adores le ski.

Charlie pensait avoir enfoncé les lignes ennemies mais sa joie fut de courte durée.

— Et le dioxyde de carbone dû au trafic routier que génère le tunnel du Mont-Blanc ?

— Eh bien…

Charlie cherchait urgemment une solution de repli mais cette diablesse de Claire ne lui en laissa pas le temps.

— Et ne pense pas aux Pyrénées, c'est pareil dans la vallée d'Aspe avec le tunnel du Somport. En ce moment, je vois tout ça en géo avec les CM1, figure-toi.

Surtout, reprendre la main. Ne pas laisser l'adversaire pousser plus loin son avantage, tenter coûte que coûte une contre-offensive.

— Il doit bien y avoir des endroits moins exposés.

Piètre contre-offensive.

— Comme le pôle Nord ? Demande aux ours blancs ce qu'ils en pensent, sur leur carré de banquise. L'Amazonie peut-être mais tu dois savoir que la déforestation nous laissera peu de répit.

L'heure de la retraite avait sonné, en rase campagne et sans tambour ni trompette.

— Promets-moi au moins d'y réfléchir. Nous avons un peu de temps devant nous, le laboratoire ne verra pas le jour avant quatre ans.

— J'espère, Thomas, que tu mettras, toi, ce temps à profit pour remettre un peu de raison là où il n'y a qu'une peur sans fondement. À mon avis, la meilleure chose à faire serait d'aller en reportage pour ton journal dans un établissement du même type. Tu verras que le risque d'en ressortir avec la grippe ouzbek est équivalent à celui de recevoir une météorite sur la tête lorsque nous pique-niquons dans le bois de Meudon. Et puis, Thomas, pense à tous ces vaccins qu'on va trouver grâce aux recherches de ces scientifiques. Vois l'éprouvette à moitié pleine au lieu de la voir, comme toujours, à moitié vide.

Je n'étais pas insensible à cet argument de bon sens mais ce n'était pas celui que voulait retenir Charlie. L'encéphalite de Saint-Louis et la fièvre d'Oropuche auraient tôt fait de venir frapper à notre porte et c'est tout ce qui lui importait. Claire jugea bon de poursuivre.

— Thomas, je me demande parfois comment tout ça va finir. Tu trouves de plus en plus d'occasions de t'alarmer et moi je ne peux que gérer au cas par cas. J'ai vraiment l'impression d'être impuissante ou presque devant ton anxiété qui va en s'aggravant. Tout devient prétexte à t'angoisser : ce que tu manges, ce que tu bois, l'air que tu respires, les gens que tu croises, les mains que tu serres, les ondes par-ci, le soleil par-là et j'en oublie certainement. Les jours où tu as l'air bien sont de plus en plus rares. J'en arrive à ne plus savoir que dire, quoi faire, et toi qui refuses de consulter.

Me reprocher de ne pas vouloir consulter, c'était comme si Joséphine avait accusé son Napoléon chéri de ne pas avoir l'esprit de conquête. Mais Claire entendait par là que je refusais de consulter… un psy.

Psychiatre, psychologue ou psychanalyste, elle pensait qu'un expert ès méninges serait à même d'étudier mon cas. Aucun n'eut ce plaisir, Charlie y était totalement opposé car il ne se sentait pas malade de craindre la maladie.

Il y eut bien une période où un léger dérèglement me conduisit dans le cabinet d'un psychiatre.

Une fois encore, je devais à ma nature spongieuse d'avoir attrapé un mal qui n'était pas contagieux. Après qu'un ami psychothérapeute m'eut parlé de patients atteints de troubles obsessionnels, autour de pensées morbides, violentes et sanglantes, je me mis à voir rouge. Je m'imaginais éviscérer à tour de bras ma femme de ménage, le facteur, M. Gentil ou les stagiaires au journal. Pour mon rédacteur en chef, ce fut *Massacre à la tronçonneuse*. Je zigouillais les petites vieilles dans la rue à coups de maillet et je découpais à la scie électrique les bambins qui jouaient dans le square. Les corps s'empilaient une fois découpés ou déchiquetés, faisant couler l'hémoglobine à en remplir des jéroboams. Même mon fidèle Guronsan eut droit à une énucléation sauvage, pratiquée à l'aide d'une pince à sucre.

Au bout de quelques semaines, de tels flashs vous laissent sur les rotules et finissent par vous convaincre que vous êtes le client rêvé pour une suite royale à l'hôpital Sainte-Anne. Le chef de service que l'on m'octroya était à peine apparu devant moi que mon ego de patient se mit à gonfler comme le cou d'un dindon. C'était l'une de ces stars de la télé, habituée des émissions médicales et autres débats de société pour ménagères aux aguets, par ailleurs auteur prolifique d'ouvrages pour accepter nos défauts, être zen et accéder au bonheur.

Il fut beaucoup moins prolixe avec moi qu'avec les animatrices permanentées l'accueillant sur leurs plateaux et moins compatissant qu'avec les quidams soumis en format 16/9e à son avis d'expert. Il n'accorda qu'une attention toute relative à l'exposé de mes troubles et, rapidement, m'expliqua que mon cas ne nécessitait pas qu'il me suive personnellement. Vu le temps que devaient lui prendre l'écriture de sa prose et sa présence sous les *sunlights* pour la vendre, il ne descendait de son Olympe que pour s'occuper des dingues de première catégorie, le haut du panier chez les allumés du cigare. Charitable, il me remit tout de même une liste de noms dans laquelle piocher celui d'un confrère comportementaliste, tout indiqué pour me remettre sur les rails de la normalité.

Celui que je choisis s'essaya bien à quelques exercices pratiques pour me faire comprendre que je n'étais pas un Charles Manson en devenir mais la carotte des antidépresseurs, prévus en deuxième recours, fit que les exercices glissèrent sur moi comme sur la carapace d'un hanneton. Il fallut à mon TOC une cure de Seropram pour le ramener à la raison et me faire renoncer officiellement à une prometteuse carrière de « dépeceur de l'Ouest parisien » ou de « boucher des Hauts-de-Seine ».

Par deux fois, je voulus laisser Clamart derrière moi et par deux fois Claire opposa à mes velléités migratoires des arguments qui me laissèrent coi. J'aurais pu insister et la menacer de partir sans elle mais à quoi bon ? La quitter était simplement inenvisageable. Je ne la remercierai jamais assez d'avoir cherché à me faire comprendre que le temps passé sur cette Terre peut être employé à d'autres choses, mille fois plus intéressantes et excitantes, que se demander quand et comment il arrivera à son terme. Pendant les huit années que nous avons passées ensemble, elle a tenu tête à Charlie et lutté pied à pied quand il lui menait la vie dure. Avec elle à la maison, il n'a jamais pu prendre ses aises comme il l'aurait voulu et, à de nombreuses reprises, cette adversaire coriace l'a envoyé dans les cordes. Il dut finalement se faire une raison devant ce qui s'imposait comme une évidence. Je n'imaginais pas ma vie sans Claire, elle était mon point fixe.

LES PHOBIES DE FRÉDÉRIQUE

La perte d'équilibre n'est pas un danger
qui guette les seuls funambules.
Un funambule

Ma petite sœur est grande, un mètre soixante-dix-neuf. Quatre ans de moins que moi et un centimètre de plus. Elle est mince aussi, trop mince pour sa taille ou trop grande pour son poids. Elle aurait aimé lester son corps de quelques kilos supplémentaires mais a fini par admettre que c'était peine perdue. Ses différentes tentatives se sont toutes révélées inopérantes, elle brûle les calories comme un haut-fourneau. Frédérique est une gifle envoyée à la face de l'obésité. En désespoir de cause, elle a dû s'accommoder de ce corps aux allures de roseau sauvage.

Sa taille lui aurait permis d'entrevoir une carrière de nageuse si elle n'avait ressenti très tôt une aversion irrémédiable pour un élément dont les bassins raffolent, l'eau. Ma sœur et moi couvrons à nous deux un spectre de phobies assez large mais nous avons le bon goût de ne pas partager les mêmes. Je lui ai cédé l'eau, ce qui fait que la probabilité de la voir un samedi m'accompagner à la piscine est aussi grande que celle de croiser sur la route un chirurgien esthétique en petite cylindrée.

La mer est logée à la même enseigne, même motif et même punition. Toute petite, Frédérique gardait toujours contact avec le sable de la plage lorsque nos parents nous emmenaient passer quelques jours au Tréport. Ils tentèrent, bien sûr, de rapprocher la petite brune de la grande bleue mais suite aux crises de nerfs que cela engendra, nous découvrîmes les vertus des vacances à la montagne. Ma sœur goûte tellement peu l'élément liquide qu'elle trouva le moyen d'arriver en ce monde avec quelques jours d'avance sur la date prévue. Avec un peu de chance, elle le quittera avant que le réchauffement climatique n'en ait fait une piscine géante.

À la peur de l'eau s'en ajoutent quelques autres. Je n'ai d'ailleurs jamais compris comment la perspective d'entrer dans un ascenseur pouvait mettre sur des charbons ardents une personne aussi carrée que Frédérique. Elle est haut fonctionnaire à la Cour des comptes et ses mérites sont reconnus de tous au siège de cette juridiction financière. Elle pointe froidement les manquements et les abus dans le train de vie de l'Administration. Au sein des ministères, chacun sait que son expertise sera implacable dans le rapport publié chaque année. Elle peut tenir la dragée haute à des directeurs de cabinet, outrés d'être stigmatisés pour des dépenses engagées sous leur autorité, rappeler à l'ordre des énarques bouffis d'orgueil, révéler les dysfonctionnements de l'État au plus haut niveau. Mais, devant une porte d'ascenseur, elle redevient une petite fille tétanisée à l'idée d'entrer dans le train fantôme. On lui demanderait de prendre place dans une catapulte qu'elle n'aurait pas l'air plus terrorisée. J'en eus la démonstration à l'occasion d'une invitation à dîner chez Ulysse. Dans l'ascenseur, je n'avais pas en face de moi un être doué de raison mais un roseau sur le point de rompre. Je cherchai à la rassurer mais autant s'y essayer avec une dinde le soir de Noël.

— Respire. Tu vas voir, six étages, ça passe très vite.

— Tom, je ne me sens pas bien.

— Dis-toi que dans cinq étages maintenant la porte de cet ascenseur s'ouvrira et que tu en sortiras saine et sauve.

— Pas bien du tout…

— Plus que quatre !

— Je t'assure, je suis oppressée, je crois que je vais vomir.

— Fred, je t'en supplie, essaye de garder ton calme, nous sommes en parfaite sécurité. Cet ascenseur n'est qu'un engin mécanique destiné à nous mener à notre point d'arrivée, il n'a aucune intention malveillante à notre égard et les câbles qui le tractent sont plus gros que tes cuisses.

Je n'en étais pas totalement sûr mais je jugeai mon assertion crédible, vu la taille de ses cuisses. Mon discours rationnel ne servit à rien. Elle était submergée par la panique, aussi blanche qu'une ligne de coke sur le bureau d'un trader. La Frédérique que je connaissais semblait avoir quitté son corps, désormais en pilotage automatique et chahuté par de grosses turbulences.

— C'est trop dur pour moi, c'est au-dessus de mes forces.

Elle me regardait mais ne me voyait plus, « Houston, nous avons un problème »…

— Le plus dur est fait. Plus que deux étages et tu penseras à autre chose.

C'est fou tout ce qu'on a le temps de se dire en six étages.

— Tom, je vais m'évanouir !

— Mais non, regarde, on arrive.

Je ne mentais pas – le sixième étage nous accueillait enfin – mais elle non plus : elle s'évanouit à l'instant précis où les portes s'ouvraient. Je n'eus que le temps d'amortir sa chute avant de la tirer hors de l'ascenseur pour lui laisser reprendre ses esprits, sur une moquette à qui on n'aurait pas confié ses acariens. Lorsque Ulysse ouvrit sa porte, Frédérique était étendue en position « veillée funèbre » et moi je lui donnais de petites tapes sur les joues pour qu'elle ouvre les yeux. Son teint blanc faisait ressortir le rouge mis sur ses lèvres. Avec la moquette bleue, l'harmonie des couleurs était parfaite.

En dehors des ascenseurs, Frédérique se tient à bonne distance du métro, des parkings souterrains, des autoroutes, des escalators, des centres commerciaux bondés, des tours trop élevées – même par les escaliers –, des bateaux qui naviguent et des avions qui décollent (soit l'essentiel des bateaux et des avions). Ses démons la clouent au sol. Il faudrait la plonger dans un coma artificiel pour espérer lui faire relier deux points du globe par les airs ou par la mer et les seuls hublots qu'elle ait jamais vus sont ceux que je portais sur le nez lorsque nous étions enfants. Frédérique a-t-elle son Charlie ? Le double de mon double, une Charlène ou une Charlotte qui lui chuchote à l'oreille que les avions s'écrasent, que les foules vous piétinent sans prévenir et qu'un foulard pris dans un escalator vous étranglera aussi sûrement qu'une potence ?

Elle a tenté plusieurs approches pour se libérer du poids de ses chaînes, des groupes de parole au yoga, en passant par l'hypnose ericksonienne. Je l'ai aussi envoyée se faire piquer sur les sofas en Skaï du Dr Li mais à ce jour, tout un pan du monde moderne lui reste étranger. Frédérique n'a jamais senti les odeurs capiteuses dans les rames de la ligne 13, aux heures de pointe. Elle n'a jamais vécu le premier jour des soldes à Parly 2 ni les bouchons sur l'A6 au retour d'un week-end de Pâques. Frédérique ne sera jamais tout à fait une femme de son temps.

Il m'arrive de me demander par quel mystère nos parents ont fait de ma sœur et moi ce que nous sommes. Il y a là, tout de même, deux êtres humains à qui nous pouvons demander des comptes. Qu'ont-ils fait de travers ? De trop ou de pas assez ? À quel moment ont-ils fait le mal en pensant faire le bien ? Pendant neuf mois, notre mère fut la chef de projet. Elle nous a peut-être inoculé le virus de la peur alors que nous n'avions pas encore gobé notre première bouffée d'oxygène, laissé le poison de l'anxiété se répandre alors que nos cellules nerveuses commençaient à se connecter. Que s'est-il passé pendant ses deux grossesses qui aura fait chavirer ses hormones à ce point ? La mort de Khrouchtchev, en 1971, pour moi ? Possible, maman a toujours penché à gauche. Celle de Mike Brandt, en 1975, pour Frédérique ? Plus plausible, elle a toujours eu peur du vide. Maman, chère petite maman, que n'as-tu gardé tout ça pour toi.

Notre éducation aidant, nous sommes restés après notre naissance dans la même position, repliés sur nous-mêmes. Notre père aurait peut-être pu modifier le cours de l'histoire. Il était en situation d'insuffler un peu de légèreté et de fantaisie là où il n'y eut que mises en garde, précautions, prudence, protection, genouillères et lait chaud. Il aurait pu introduire un soupçon d'inattendu sur le chemin que maman avait balisé de toutes parts, verser une larmichette d'imprévu dans notre lait chaud et même, osons le dire, nous faire prendre quelques risques. De ceux qui vous laissent d'inoffensives cicatrices et autant de souvenirs toute votre vie. Il tenta bien en de rares occasions de faire entendre sa petite musique mais c'est notre mère qui tenait la baguette.

— Carole, tu ne crois pas que tu les couves un peu trop ces enfants ?

— Non, je ne crois pas. Je fais attention à eux, tout simplement.

— Tu devrais les laisser respirer un peu, ne pas être toujours derrière eux.

— Si je ne veille pas sur eux, qui le fera ?

— Tu vas surtout leur laisser penser que la vie est dangereuse.

— Mais elle l'est, Georges, elle l'est ! Et il n'y a que mon inconscient de mari pour ne pas s'en apercevoir. Quand je pense à tout ce qui pourrait leur arriver…

— C'est peut-être le problème justement, de ne penser qu'à ça.

— D'après ce que j'entends en ce moment, il semble que je doive y penser pour deux.

— La peur n'enlève pas le danger.

— L'insouciance non plus.

— Mais qui trop embrasse mal étreint.

— Je veux ce qu'il y a de mieux pour mes enfants, ce n'est pourtant pas difficile à comprendre.

— Le mieux est l'ennemi du bien.

— Encore un proverbe, Georges, et je mets un terme à cette conversation.

La tentation fut trop forte, il y succomba.

— Qui ne dit mot consent.

Fin de l'échange parental sur une Carole fulminante et quittant la pièce sans accorder un regard de plus à son Georges de mari. Les années passées aux côtés de mon père n'avaient pas fait croître la très relative indulgence de ma mère pour cette habitude qu'il avait de lui sortir un dicton dès que l'occasion s'en présentait – et elle se présentait souvent. Son cerveau était une base de données lui signalant au moment opportun que le mieux est l'ennemi du bien, qu'il n'y avait pas de fumée sans feu et que tant va la cruche à l'eau qu'à la fin elle se casse. Il pensait qu'un proverbe était préférable à un long discours et que si de beaux esprits avaient si bien résumé en quelques mots des vérités fondamentales, ce n'était pas pour les jeter avec dédain aux oubliettes de la langue française. Mon père prenait soin d'ajouter que les vérités qu'on aime le moins à apprendre sont celles que l'on a le plus d'intérêt à savoir (il ne jure pas seulement par La Rochefoucauld et goûte aussi les proverbes chinois).

Si elle avait été inspirée ce jour-là, notre mère lui aurait jeté au visage qu'il valait mieux prévenir que guérir mais elle ne surenchérissait pas pour éviter une débauche de maximes dans le camp adverse. Les incartades de ce type étaient en fait assez rares car s'il aimait les proverbes, notre père détestait les conflits. Il réservait son énergie et sa concentration à ce qui constituait l'objet – les objets – de toutes ses attentions : des pendules, des pendulettes, des coucous, des carillons, des cartels et des montres, bracelet ou à gousset. Une passion pour tout ce qui portait deux aiguilles et un fatras horloger qui grossissait au fil de ses virées dans les brocantes environnantes. Une comtoise sortie de nulle part pouvait lui tirer les larmes.

À Mantes, il passait donc le plus clair de son temps libre dans la cave de notre pavillon, reconvertie en atelier. Là, il réparait ses trésors, en changeait les pièces, les lustrait pour leur redonner leur aspect d'origine ; impossible à la maison de poser les yeux ailleurs que sur un cadran, on en trouvait dans tous les coins et s'il y avait bien une chose que nous ne demandions jamais à nos parents, c'était l'heure. Même attachement pour les horaires au travail puisque papa était conducteur de train à la SNCF. Une vie à tout faire en temps et en heure.

Comme il lui était difficile de s'occuper sous terre de ses mécaniques de précision en même temps que de ses enfants à la surface du globe, il laissa notre mère gérer ce second volet. « Quand un homme et une femme sont mariés, ils ne deviennent plus qu'un ; la première difficulté est de décider lequel » (H.L. Mencken). Pour mon éducation et celle de ma sœur, nos parents devinrent ma mère.

Elle fut la surveillante en chef de notre enfance, pendant qu'au sous-sol Georges mettait ses pendules à l'heure en se disant que la ponctualité est la politesse des rois. Parmi les enfants de notre génération, nous avons sûrement été les plus encadrés, les mieux protégés, ceux qui se firent le moins de bobos et de plaies, d'écorchures aux genoux et de bosses sur le crâne. Notre mère fut un Airbag sous lequel nous avons grandi. Sans se rendre compte qu'en agissant ainsi, elle nous donnait à voir la vie comme une jungle hostile et dangereuse. Sous l'Airbag, Charlie était en gestation et attendait son heure, ma sœur avait des cauchemars peuplés d'ascenseurs. La question se pose maintenant de savoir si nous devons intenter un procès à papa pour non-assistance à personne(s) en danger ?

Outre la nécessité de composer avec ses propres

fêlures, Frédérique subissait celles de François, son compagnon, dont on ne supposait pas en le voyant qu'il pût en avoir. Une armoire à glace avec des mains format A4, qui vous donnait l'envie pressante de lui claquer la bise plutôt que d'avoir à en serrer une. La peur lui étant aussi peu familière qu'un anorak à un Bushman, François prend sans hésitation les ascenseurs, les autoroutes et le métro. Ni les bateaux ni les avions ne le mettent en vrac et il ne prête aucune intention maligne aux escalators.

Son problème se situe ailleurs ou bien, pour être précis, à un autre niveau. Au ras des sols, des tapis, des carrelages ; sur les murs, les vitres, les poignées de porte et les claviers d'ordinateur, là où la saleté peut frapper. À ses yeux, qu'il a perçants, rien n'est jamais assez propre et nettoyé. La plupart du temps, tout est dans un état repoussant et François s'étonne que personne d'autre à part lui ne s'en émeuve. À la différence du commun des mortels qui traverse les lieux publics en rêvant à une vie meilleure, François regarde là où il marche, là où il s'assoit et ce qu'il touche, en se disant que décidément, l'homme est un porc pour l'homme. Quant aux autres endroits que sont le restaurant qu'il gère avec son cousin et la maison où il vit avec ma sœur, ils font l'objet d'une attention décuplée de sa part. Au point que son cuisinier l'a menacé de démissionner devant les accusations extravagantes dont ses casseroles ont été les victimes et, depuis, il lui interdit l'entrée de son domaine. Frédérique ne pouvant décemment pas l'empêcher de fouler le sol conjugal, elle doit essuyer le soir venu son regard inquisiteur.

« Voilà au moins une chose qu'elle essuie », penserait-il s'il y avait un chromosome d'humour dans l'ADN de Monsieur Propre.

En ma qualité d'observateur extérieur, j'ai parfois ressenti pour Frédérique une immense compassion devant les procès qui lui étaient intentés.

— Chérie, c'est quoi ces taches sur le parquet ?

— De quelles taches tu parles, chéri ?

— Ici, chérie, on dirait de la graisse.

— Je ne vois rien, chéri.

— Ça m'a l'air d'être de la mayonnaise.

— Ah excuse-moi, chéri. J'ai oublié de te dire que dorénavant je cire le parquet avec de la mayonnaise, il paraît que ça le nourrit.

— C'est une plaisanterie ?

— Bien sûr que non, et pour le carrelage de la cuisine, je trempe la serpillière dans du court-bouillon. C'est recommandé pour qu'il conserve son éclat plus longtemps. Tu ne savais pas ?

— C'est tout ce que tu trouves à me répondre ?

— J'aurais beaucoup d'autres choses à te répondre, chéri, mais elles pourraient te déplaire. Je préfère éviter, ça nous aidera peut-être à sauver cette soirée.

Sauvée, la soirée ne le fut que très momentanément, le temps que François se rende, la mine sombre, jusque dans la cuisine.

— Et la purée chérie, tu peux m'expliquer ?

— La purée…, chéri ?

— Oui, la purée sur les poignées des placards.

— Tu entends ce que tu es en train de dire ?

— Je dis ce que je vois, rien d'autre.

Devant l'incongruité d'une telle remarque, je jugeai bon de voir de mes yeux les placards de la discorde. Discrètement, je me glissai derrière le bahut normand qui me servait de beau-frère, le temps de me rendre compte que les poignées mises en cause étaient immaculées et le cerveau de François en pleine confusion. La question qui me vint à l'esprit fut : « Pourquoi de la purée et pas de la sauce tomate, de la crème de marron ou de l'anchoïade ? » Question à 100 patates, que je m'abstins de poser. Frédérique ne dut pas pousser aussi loin sa réflexion. Sa colère était blanche et sa voix forte.

— J'espère que tu trouveras sur ces poignées suffisamment de purée pour te faire un dîner parce que moi je ne préparerai rien d'autre. La coupe est pleine, j'en ai soupé d'être ton souffre-douleur. Avec Thomas, on va dîner en ville et pendant ce temps tu pourras continuer ton inspection hygiénique. La maison est dans un tel état de saleté, je ne sais pas si tu auras fini quand je rentrerai.

Quelques secondes passèrent avant qu'elle ne tire sa dernière flèche.

— Si je rentre.

D'abord le silence, long, pesant, puis le repli.

— Excuse-moi, chérie.

Il faut reconnaître à François cette qualité de savoir faire amende honorable. Mais ce soir-là, visiblement, un cap avait été franchi.

— Tes excuses ne me suffisent plus. Si tu crois qu'elles effacent tout le reste, sache que ce temps-là est passé. Soit tu décides de te faire aider pour ce qui est en train de virer au délire hallucinatoire, soit tu devras chercher quelqu'un d'autre pour subir ton harcèlement !

À quelques nuances près, Claire aurait pu reprendre à son compte cette jolie tirade.

La mine déconfite de François montra qu'il ne voulait personne d'autre que ma sœur à harceler et qu'il souhaitait la garder comme partenaire exclusive de ses inventaires ménagers. Il consentit donc à demander de l'aide et pour ce faire, ma sœur ne manquait pas d'idées. Des groupes de parole au yoga, en passant par l'hypnose ericksonienne et l'inusable Dr Li, il eut droit au parcours fléché qu'elle-même avait suivi. Et pas plus qu'il n'a permis à Frédérique de prendre un ascenseur sans arriver en position horizontale, il n'a donné à François le pouvoir de monter dans un taxi sans invectiver le chauffeur pour l'état déplorable de son véhicule.

Un psychanalyste a pris le relais depuis peu. J'imagine alors le colosse aux pieds d'argile se remémorer le choc que fut sa rencontre avec un aspirateur au premier stade de son évolution psychique ou le trauma généré, lorsqu'à six mois, il projeta ses régurgitations sur une poignée de placard.

François, Frédérique et moi. Je me dis aujourd'hui que lors de ces soirées passées tous les quatre ensemble, Claire devait se sentir comme Jack Nicholson dans *Vol au-dessus d'un nid de coucou.*

Lorsque l'enfant ne paraît pas

L'homme qui souhaite devenir père est un grand malade,
il doit consulter au plus vite.
Thomas Lutraux

J'aurais dû me douter qu'on n'en resterait pas là. La dernière fois, ce fut à l'an VIII de notre couple mais régulièrement Claire avait remis le sujet à l'ordre du jour de nos échanges conjugaux. Au début, sur un ton badin.

— Je suis certaine qu'un jour tu seras content de voir un petit Lutraux courir dans nos jambes.

Ou alors :

— Il est adorable l'enfant des voisins, tu ne trouves pas ?

Ou encore :

— J'ai hâte de voir quel père tu seras.

Devant mon absence de réactions, petit à petit, le discours se fit plus concret.

— Tu sais, Thomas, il va bien falloir qu'on en parle.

— De ?

— Du moment où notre couple va s'agrandir pour devenir une famille.

Comme je repoussais ce moment autant qu'il me l'était permis et que cela commençait à se voir, Claire décida de m'impliquer pour de bon dans un débat auquel je ne pouvais rester indéfiniment étranger.

— Thomas, pourrais-tu cesser de changer de sujet ou de prétexter je ne sais quel travail urgent lorsque j'essaye de te parler de l'enfant que je souhaiterais avoir avec toi.

On y était, la chose était dite. Sans fioritures, clairement posée, implacablement formulée. Immédiatement suivie d'une interrogation que toute personne sensée ne pouvait manquer de soulever.

— Je commence à me demander si tu en as envie autant que moi ?

Que non ! Mais comment le lui dire ? Avec quels mots ? Comment exprimer l'idée que créer un autre « moi », un « nous » me terrorisait ? L'exact contraire de l'argument qu'elle me servit un beau jour en faveur d'une descendance possible.

— Je crois qu'un enfant peut rendre meilleurs ceux qui le font et que toi, Thomas, ça t'apaiserait.

— Que ça… m'apaiserait ?

Avais-je bien entendu ? Comment Claire, d'habitude si clairvoyante, pouvait-elle se fourvoyer à ce point ? M'apaiser, un enfant ? Parlions-nous vraiment de la même chose, à savoir du plus grand facteur de stress qu'on ait inventé pour toute personne un tant soit peu informée ? Bienheureuse et trop naïve Claire.

Comme elle, j'aurais aimé ignorer que le système hormonal des femmes enceintes est bombardé de composants chimiques, présents dans notre alimentation et dans les produits domestiques, que l'exposition du fœtus à ces molécules peut déclencher à l'âge adulte une série de pathologies majeures.

Pauvre fœtus, en proie à tous ces dangers contre lesquels le liquide amniotique offre une protection si dérisoire. Quand ce ne sont pas les additifs alimentaires qui le prennent pour cible, c'est le mercure, contenu dans les amalgames dentaires. En fonction de quoi, il a été clairement démontré que le Q.I. de l'enfant est inversement proportionnel au taux de mercure du cordon, et aussi que la pose d'amalgame en début de grossesse multiplie par quatre le risque de bec-de-lièvre.

Voici les données du problème : sachant qu'entre dix-sept et dix-huit tonnes de mercure sont déversées chaque année dans les dents creuses des Français et que nous avalons quotidiennement un litre de notre salive, combien de simplets, ressemblant à Bugs Bunny, notre pays comptera-t-il dans dix ans ? Sont dispensés d'exercice ceux dont les mères ont la bouche remplie de plombages et auxquels nous remettrons un cahier de coloriage.

Triste spectacle que celui de futurs parents regardant, béats d'émotion, leur embryon chéri devenir un être humain, sans se douter que seuls les plus coriaces ou les plus chanceux sortiront indemnes de cette jungle *in utero*. Et que ceux-là ne s'estiment pas pour autant tirés d'affaire car les perturbateurs endocriniens, présents dans tout ce que contient le frigo de la future maman qui l'aura pillé pendant neuf mois, se retrouveront dans le lait maternel.

La coupe est-elle pleine ? Pas encore, car on a stérilisé pendant des années les tétines dans les maternités avec de l'oxyde d'éthylène, un gaz hautement toxique. Qui pourra me garantir que les couches-culottes, les petits pots ou les peluches sont au-dessus de tout soupçon ? Quel scandale sanitaire se cache derrière les *babyphones* ? Je m'arrête là car je ne voudrais pas être tenu pour responsable d'une crise de la natalité en France, que l'on m'accuse de pousser les fabricants de poussettes à la ruine et ceux de tapis d'éveil au suicide.

Voilà le bel avenir que me promettait Claire. Notre enfant n'aurait pas encore fêté son premier anniversaire que j'aurais déjà souffert mille morts pour lui, bouffé jusqu'à l'os par l'anxiété, jeté en pâture aux agents oxydants. Comme je devais m'y attendre, elle balaya mes inquiétudes d'un revers de la main.

— Que je sache, Thomas, l'immense majorité des enfants qui naissent dans ce pays n'ont ni un bec-de-lièvre ni un problème de développement cérébral, alors il va falloir remettre un peu de raison dans tout ça.

— Je n'invente rien, je t'assure.

— On ne va pas se priver de faire un enfant parce qu'on m'a soigné deux caries quand j'avais treize ans ?

— J'essaie juste de te faire prendre conscience des risques qu'on encoure.

— Mais c'est hallucinant de penser à des choses pareilles !

— Et je ne te parle même pas du bisphénol A.

— Non, ne m'en parle pas.

— Ni de ce que j'ai lu sur les lingettes bébé.

— Non plus.

J'ai évoqué les tourments de la première année mais les suivantes n'en défileraient pas moins sous le ciel bas d'une sourde inquiétude, entre deux visites chez le pédiatre et autant d'occasions de l'entendre parler de coqueluche, de méningite, de dystrophie musculaire ou de paralysie cérébrale. Dois-je aussi évoquer l'obésité infantile qui gagne du terrain sous nos latitudes, avec dans son sillage un risque élevé de fractures, d'hypertension artérielle, de résistance à l'insuline et de dépression ? La puberté précoce que l'on doit aux perturbateurs endocriniens ? Et puis, allez expliquer à un enfant que ses céréales préférées contiennent le neurotoxique E320 !

Ce petit vampire me viderait sans pitié du peu d'énergie que j'aurais gardée en réserve. Je serais vite lyophilisé, sec comme un raisin de Corinthe, les joues creuses et le regard apeuré. On finirait par me prendre pour son grand-père.

Et que dire du cadeau empoisonné que nous ferions à cet enfant en lui donnant la vie ! Bienvenue mon petit, sur une planète où le pétrole commencera à manquer dès 2020, où cent cinquante espèces animales auront disparu d'ici 2030 et où vous serez neuf milliards d'êtres humains en 2050 ! Rien ne dit qu'il y aura des brumisateurs pour tout le monde lorsque tu seras vieux et qu'il fera quarante-cinq degrés au printemps. En plus, tes géniteurs ne seront plus là pour te rendre des comptes alors oui, tu es en droit de demander à ne pas naître.

L'évidence s'imposait, faire ce bébé n'était une bonne idée ni pour moi, ni pour lui, ni pour la planète mais cela, Claire était-elle prête à l'entendre ? Sa détermination se faisait chaque jour plus grande. Elle ne voulait plus seulement instruire les enfants des autres mais en avoir un rien que pour elle. Une à une, les dix mille milliards de cellules qui composaient son corps se convertissaient à l'idée qu'elle serait mère. La nature réclamait un rejeton.

Si seulement l'équipe du professeur Matzuk de Houston avait rendu ses devoirs à temps. En ayant réussi à bloquer la spermatogenèse chez les souris, elle ouvrait la voie à la pilule masculine mais la route serait encore longue avant que nous autres, les mâles, puissions contrôler les naissances. J'étais privé d'une arme secrète qui m'aurait été utile, en attendant que Claire daigne se ressaisir et prendre conscience de la folle entreprise dans laquelle elle souhaitait nous embarquer. Il me restait en vérité une seule chance de pouvoir gagner du temps, elle était mince mais Charlie voulait y croire.

— Tu sais, mon p'tit gars, le bisphénol A, dont Claire ne veut pas entendre parler, il est partout, dans les emballages alimentaires en particulier.

— Oui, je sais tout ça.

— Hypotrophie testiculaire, hypertrophie prostatique, modification des taux d'hormones impliquées dans la reproduction…

— Les hommes d'aujourd'hui ont moins de spermatozoïdes que ceux d'hier et sont donc de moins bons reproducteurs !

— Tu as mis le doigt dessus.

Je connaissais bien le sujet pour y avoir consacré un article. Le sperme humain décline à grande vitesse, en raison des produits chimiques qui pullulent dans notre environnement. Dans certaines régions du monde, l'homme en produit aujourd'hui deux fois moins que son père et son grand-père. En France, une étude publiée par les spécialistes de l'institut de Veille sanitaire indique que depuis vingt ans le nombre de spermatozoïdes est passé de 73,6 millions par millilitre de sperme à 49,9 millions en moyenne chez les hommes de trente-cinq ans. Nous sommes tombés au-dessous du seuil de 55 millions par millilitre, ce qui peut avoir des incidences sur le délai pour obtenir une grossesse. En cause notamment, les désormais célèbres perturbateurs endocriniens. Le papier m'avait valu les encouragements de mon rédac' chef. Comme à son habitude, il voulait mettre la pétoche au lecteur et sembla très content de lui lorsqu'il me lança :

— C'est le sujet idéal pour tenir le lecteur par les couilles !

— Si tu le dis.

— Les spermatozoïdes qui se font la malle, très bon !

— Très inquiétant surtout.

— Alors vas-y à fond, tu nous annonces la fin programmée de l'espèce humaine, hein ?

— Ce serait mentir, il y aura toujours l'assistance médicale à la procréation.

— Bon, alors tu insistes sur le fric fou que ça va coûter. Tu te rends compte, comme si on avait besoin de ça par les temps qui courent !

— Je vais voir ce que je peux faire.

— Je sais qu'avec toi, Thomas, nos lecteurs vont courir faire des mômes avant la rupture de stock !

Je m'étais appliqué à décrire un futur dans lequel l'homme ne serait plus apte à faire naturellement ses bébés et où il faudrait porter une blouse blanche pour être encore capable de donner la vie. J'avais intitulé mon article « Les spermatozoïdes vous saluent bien ».

Charlie misait sur le fait que les miens se mettraient aux abonnés absents quand on aurait besoin d'eux et que cela prendrait un certain temps avant qu'on ne s'en aperçoive. J'aurais multiplié mes chances en étant cycliste plutôt que nageur. Là encore, une étude, espagnole celle-là, établissait clairement un rapport entre le temps passé sur un vélo et le nombre de spermatozoïdes anormaux. Les testicules n'aiment ni être compressés contre une selle ni avoir trop chaud. En revanche, pour mon infortune, l'eau chlorée de la piscine de Clamart ne leur avait jamais posé aucun problème. Quand bien même, l'espoir de voir Claire changer d'avis me semblait de moins en moins réaliste. Sa volonté paraissait inébranlable. Étant donné ses trente-quatre ans, je doutais fort que le temps gagné nous emmenât jusqu'à sa ménopause, même si elle avait déjà montré depuis huit ans une grande patience.

Peut-être l'institutrice gardait-elle en tête l'exemple d'un couple fameux dans l'histoire de France. Louis XVI et Marie-Antoinette ne consommèrent leur mariage que sept ans après qu'il fut prononcé et ils eurent le premier de leurs quatre enfants un an plus tard. À l'idée que mes spermatozoïdes décident de jouer gaillardement leur rôle, je pensais, moi aussi, à Louis XVI, lorsqu'il monta les marches de l'échafaud à la rencontre de son funeste destin.

Je me trouvais au pied du mur. Il me fallait prendre une décision car j'étais en train de perdre la femme que j'aimais et cela m'était insupportable. Ni mon corps ni ma tête ne pouvaient l'admettre. J'avais réfléchi pendant des semaines, Claire aussi visiblement. Ce jour-là, notre conversation ne tourna pas vraiment comme je l'avais escompté.

— Tu me dis que maintenant tu es prêt ?

— Oui, Claire, nous allons le faire cet enfant.

— Qu'est-ce qui te fait te décider, enfin ?

Je ne savais s'il fallait lire une joie contenue, de la méfiance ou de l'incrédulité dans son regard.

— Tu en as envie et je ne peux pas te refuser ça.

— Et toi, est-ce que tu en as envie ?

Enrôlé dans cette galère, je ne pouvais plus faire demi-tour, il me fallait ramer.

— Tout bien pesé, oui, je crois que c'est le moment.

Je sentais bien que ma composition ne me vaudrait

pas le César du meilleur acteur, pas même celui du meilleur espoir. L'air perplexe de Claire me prenait de court et me déstabilisait. Je m'étais attendu à ce qu'elle se jetât dans mes bras, tout à son bonheur et débordante de reconnaissance, sans faire grand cas de mon enthousiasme tempéré. Au lieu de ça, elle me jaugeait et semblait vouloir évaluer l'indice de ma sincérité. En cet instant où je rendais les armes, c'était comme si elle cherchait où se planquait Charlie.

— Ce n'est pas une décision qu'on prend à la légère, Thomas.

— Tu as pu vérifier que j'avais pris le temps de la réflexion.

— Justement, c'est bien ce qui me pose problème. Pendant longtemps, tu as fui toute discussion à ce sujet, puis tu m'as dit que c'était un projet insensé et aujourd'hui, tu m'annonces que nous allons faire cet enfant ?

— Pour toi, ma chérie.

Oups ! Gaffe, boulette, bourde. « Faites demi-tour dès que possible », m'indiquait mon GPS intérieur.

— Enfin, je voulais dire « pour nous », bien sûr.

— Tu te doutes de tout ce que ça change dans la vie d'un couple ?

— De ce que ça change en mieux, oui, j'en suis conscient. Est-ce qu'il y a plus bel événement dans la vie d'un homme et d'une femme qui s'aiment ?

J'en faisais des tonnes à présent. En voulant rattraper ma boulette, j'en rajoutais au-delà du raisonnable. Et pourquoi pas, « le sourire d'un enfant est le plus grand bienfait que la vie puisse nous apporter » tant que j'y étais ? Je m'embourbais dans la grandiloquence pour emporter l'adhésion de Claire et cela avait le désastreux effet de la rendre encore plus sceptique qu'elle ne semblait l'être au début de notre conversation.

— C'est aussi beaucoup de nouvelles responsabilités, il ne faut pas non plus se voiler la face.

— C'est un beau défi, Claire, et nous allons le relever ensemble !

J'étais maintenant un politicien en campagne mais de ceux qui laissent les masses tièdes à cause d'une force de persuasion toute relative. Je tire mon chapeau à ceux qui nous donnent l'impression de croire en ce qu'ils disent. Si j'en jugeais à la mine désespérément dubitative de Claire, je n'avais pas ce talent.

Chez moi, ce qui sonne faux quand j'y pense sonne faux quand j'en parle. Un représentant de commerce, un agent immobilier ou un conseiller clientèle de ma banque aurait su dérouler un bel argumentaire de *pater familias* alors qu'un reporter de presse écrite n'a pas à appâter le chaland dans le cadre de son activité professionnelle. Je ne devais pas convaincre le lecteur qu'il lui fallait absolument lire mes articles, qu'ils étaient mieux écrits et plus intéressants que ceux du journal d'en face. Je n'étais pas habitué à user de ma salive pour vendre ma salade. Exulter à l'idée d'être père était au-dessus de mes forces et surtout, Claire me prenait par surprise en me poussant dans mes retranchements.

J'aurais dû me préparer, répéter mon rôle, m'imprégner du personnage en rencontrant des hommes sincèrement heureux devant le ventre arrondi de leur compagne. J'aurais pu faire paraître une annonce dans mon journal : « Cherche futurs pères pour comprendre ce qu'il peut bien y avoir d'euphorisant à se dupliquer dans ce monde de fous. » Cela m'aurait permis d'observer de plus près la petite étincelle qui, je le suppose, brille dans leurs yeux pour tenter de la reproduire dans les miens.

Au lieu de ça, je n'avais à offrir à Claire qu'une carcasse vide, un filet d'eau tiède là où il aurait fallu un torrent bouillonnant. Je foirais mon audition. J'avais aussi mal jugé Claire, oubliant que si elle était une mère en devenir, elle n'en conservait pas moins cette capacité de voir à travers moi aussi bien qu'un scanner de l'hôpital Bichat. Son air impassible en disait long sur le flop que faisaient mes effets de manche.

— Tu m'as ouvert les yeux sur ce que je refusais de voir et qui, pourtant, aujourd'hui, m'apparaît comme une évidence.

Claire aurait pu prononcer ces mots, sans en changer un seul, mais elle ne dit rien et me laissa la responsabilité de cette ultime envolée. Un simple soupir me fit comprendre qu'il était temps de baisser le rideau sur la comédie que je lui jouais. Elle détourna son regard du mien pour se perdre dans des pensées auxquelles je n'étais pas convié.

LE PUTSCH DE CHARLIE

Claire et Thomas sont au regret de vous faire part de la disparition de leur couple dans sa huitième année, des suites d'une longue maladie (de Thomas).

La nouvelle me parvint par mail. Il émanait de l'un des plus éminents professeurs de la faculté de Pharmacie de Tours. Objet : « Précisions importantes sur les recommandations préconisées par l'Afssaps concernant les sels d'aluminium dans les déodorants. » Résumons pour les profanes de la sudation. Depuis plusieurs années déjà, on sait que l'aluminium est un ennemi. Présent dans une foultitude de déodorants pour sa capacité à bloquer les glandes sudoripares, il peut aussi traverser la peau et se révèle toxique pour le système nerveux et les os à de fortes doses. On ne dégage pas une odeur de bête traquée mais nos neurones éclatent comme des grains de maïs sur une poêle. Pour éviter d'avoir du pop-corn dans le cerveau, je m'étais sagement rabattu sur la pierre d'alun, minéral naturel, utilisé depuis l'Antiquité pour réguler la transpiration. J'estimais pouvoir suer tranquille lorsque le mardi 14 mars 2010, 8 h 48, tomba dans ma boîte de réception le mail tourangeau, affirmant qu'en présence d'eau – et *a fortiori* de sueur – la pierre d'alun agissait comme les sels d'aluminium : « Elle a beau être une substance naturelle, elle n'en agit pas moins comme l'aluminium fabriqué et commercialisé par l'industrie chimique, et présente potentiellement les mêmes risques de toxicité. »

Moi qui me pensais à l'abri, l'aisselle insouciante et le poil sec, j'avais tout faux, je m'empoisonnais comme les autres ! On m'arrachait des mains ma pierre d'alun chérie, on gommait des années de quiétude olfactive d'un coup de stick. Ce mardi 14 mars 2010, 8 h 54, après six minutes passées à lire et relire la bombe qui venait d'exploser dans ma boîte mail, la seule issue possible s'imposait à moi : je renonçai officiellement à tout déodorant et décidai de faire confiance à mes glandes sudoripares. Je passais le plus clair de mon temps à écouter mon corps, dorénavant j'allais pouvoir le sentir aussi.

L'être humain est ainsi fait. Il oublie que ce qu'il croit acquis pour de bon peut lui être repris à tout moment. Comme si les choses qui nous satisfont étaient immuables, comme si elles ne pouvaient pas être remises en cause en l'espace d'une seconde. Nous nous laissons engourdir par l'habitude alors que seule la vigilance peut nous préserver des coups du sort. Rester éveillé, anticiper, imaginer le pire, toujours, pour avoir une chance de garder le meilleur.

Je perdis Claire en même temps que la pierre d'alun mais n'y voyez aucun rapport de cause à effet. Cette fois-ci, la bombe n'explosa pas dans ma boîte mail mais dans notre salon avec vue sur le square. C'est là qu'elle m'annonça ce que je redoutais d'entendre depuis ma plaidoirie foireuse sur mon envie de paterner. Le verdict était sans appel et j'en prenais pour perpète.

Non, elle ne m'avait pas cru lorsque j'avais essayé de la persuader que son projet de faire un enfant était aussi le mien. Elle ne s'étonnait guère de la situation, cela était assez prévisible, me dit-elle. La femme en face de moi n'était pas en colère, elle ne fut pas vindicative, ne déversa aucune rancœur et ne régla aucun compte mais fit simplement le constat que je n'étais pas le bon casting pour tenir le rôle du père de son enfant. Les seuls reproches qu'elle formula, elle se les adressa à elle-même, pour ne pas avoir voulu voir qu'il ne pouvait en être autrement. Elle évoqua même ma cohérence, sans que je sache vraiment s'il fallait le recevoir comme un compliment. En aucun cas, elle ne voulait me contraindre, me tordre le bras pour avoir ce qu'elle désirait. Sur ce qui était devenu pour elle l'essentiel, il ne pouvait y avoir négociation ou demi-mesure, juste un accord parfait, une harmonie totale.

Pour un nombre de couples non négligeable, l'enfant signifie le début de la fin. Un événement heureux aux conséquences malheureuses. De nouvelles contraintes apparaissent, le désir s'effiloche et la relation entre la mère et l'enfant vire à l'exclusivité, cantonnant le père à un simple rôle de figurant. Nous étions à notre tour frappés par cette malédiction mais pour d'autres raisons. Notre enfant venait mettre à sac notre nid douillet alors qu'il n'était pas encore né, avant même d'avoir été conçu ! Nous revisitions le grand classique du délitement conjugal, prenant une longueur d'avance sur tous ces couples qui eux, sans une once d'originalité, faisaient les choses dans l'ordre : 1. Bonheur ; 2. Bébé ; 3. Chacun sa route.

Je sentis instinctivement que la messe était dite et qu'il était inutile de chercher à parlementer. Je trouvais d'autant moins les mots justes que l'exposé de Claire était implacable. Depuis l'enfance, je faisais route avec Charlie et tant que cela durerait il n'y aurait pas de place pour toute une famille dans le véhicule. J'étais désarmé devant la femme que j'aimais, ressentant confusément le gouffre qui s'ouvrait sous mes pieds mais aussi désespérément conscient du fait qu'elle prenait la meilleure décision pour elle-même. Cette désorientation me fit perdre l'usage de la parole. J'étais incapable d'objecter, même pour la forme, tout juste bon à écouter Claire décrire de manière clinique la fracture qui survenait au sein de notre couple. Elle la commentait calmement, tout en sachant que les dégâts étaient irréparables.

Je ne me rendis pas compte sur le coup de ce que cela signifiait, de ce que cette absence de rage révélait. Aux amours encore vibrantes, les éclats de voix, les coups de sang et la vaisselle brisée. Aux brasiers éteints, la raison, le recul et les assiettes bien empilées. À ceux qui aiment encore, la foudre et le tonnerre. Aux cœurs secs, un ciel de traîne. Mon infirmière ne m'aimait plus que comme une infirmière, rien au-delà. C'était déjà ça mais c'était tout.

Dès le lendemain, elle quitta l'appartement pour s'installer provisoirement chez son amie Élodie. Je soupçonnais cette dernière d'avoir œuvré dans l'ombre contre mes intérêts. En plus de sa méfiance à mon encontre, Élodie avait un enfant de deux ans et ce marmot pleurnichard et capricieux la faisait trimer. Elle devait avoir usé de son influence pour que sa meilleure copine réclame de s'infliger le même châtiment. Une jeune mère au bord de la crise de nerfs est toujours heureuse d'apprendre qu'elle ne sera plus toute seule à purger sa peine.

Dans la voiture, je ne trouvai que la force d'articuler deux mots.

— Excuse-moi.

Une fois au pied de l'immeuble d'Élodie, ce que me dit Claire me confirma, au cas où je ne l'aurais pas encore compris, à quel stade en était arrivée notre relation.

— Tu es comme un frère pour moi.

Cette nouvelle parenté me fit l'effet d'un coup de poing dans l'abdomen. Les sentiments de Claire à mon endroit étaient passés dans une autre dimension mais les miens, malheureusement, étaient restés dans la leur. Pour autant, les larmes qui embuaient ses yeux verts ne semblaient pas feintes.

— Tu vas terriblement me manquer, Thomas.

— À moi aussi tu vas me manquer.

— J'aimerais qu'on reste amis.

— Je ne sais pas.

Claire me tenait désormais pour son frère mais de mon côté j'avais déjà une sœur et elle remplissait parfaitement son rôle. À quoi bon doublonner ?

— Laissons passer un peu de temps et on verra.

— D'accord.

Elle m'embrassa sur la joue avant que je n'entende une dernière fois le son de sa voix.

— Prends soin de toi.

Puis elle disparut dans le hall d'entrée, tenant dans ses mains les deux sacs de vêtements qu'elle avait emportés avec elle. Prendre soin de moi, c'était effectivement ce que je faisais de mieux.

Huit ans. C'est le temps auquel notre modèle de couple nous aura donné droit. Un de moins que George Sand et Frédéric Chopin. L'écrivaine aussi s'était métamorphosée en garde-malade de son grand homme et pour elle aussi, le sentiment amoureux avait irréversiblement muté. Affection fraternelle pour Claire, plutôt maternelle pour George. Certains m'objecteront que Chopin était réellement malade, atteint de phtisie, une infection des poumons dont il ne guérit jamais. Cela ne m'interdit pas de nous comparer car si un piano me laisse dans le même état qu'un bonobo devant une tablette numérique, j'ai souvent sincèrement pensé être atteint de phtisie.

Trois jours après le départ de Claire, je lui envoyai un mail pour lui dire qu'il était illusoire de vouloir devenir des « amis ». Dans la vie, on ne change pas de statut aussi facilement que sur Facebook, il faut d'abord que les plaies cicatrisent. La revoir sous ce nouveau label ne pouvait que me rappeler combien le vide consécutif à son départ était immense, abyssal, sans fin. Pourquoi prendre un café ou même dîner ensemble si c'était pour se séparer ensuite devant une bouche de métro et que chacun retourne dans sa nouvelle vie, celle sans l'autre ? Un seul « Prends soin de toi », lâché devant l'immeuble d'Élodie, me suffisait, je n'en voulais pas d'autres. Plus tard, peut-être, beaucoup plus tard. Claire me répondit qu'elle respecterait mon choix, non par envie mais parce que je le lui demandais. Les questions matérielles furent réglées dans la foulée et sans difficultés. Je conserverais l'appartement et elle viendrait récupérer le restant de ses affaires avec son père.

Christian et Nadine, deux beaux-parents qui me téléphonèrent pour me dire combien la situation les peinait. Deux belles personnes que je perdais en même temps que leur fille, une hécatombe dans mon premier cercle. Je ne vis ni Claire ni son père le jour où ils vinrent exécuter leur triste besogne car j'avais demandé l'asile à mon ami Ulysse, qui me l'avait accordé. Il joua sa partition de bon copain qui tente de philosopher sur les aléas de la vie de couple pendant qu'à Clamart on faisait table rase de la mienne.

À quarante-six ans, Ulysse était allergique au couple. Il n'avait jamais rencontré de Pénélope et ne voulait surtout pas que cela arrive. Pourtant, Ulysse avait aimé, une fois, d'un amour pur et sincère mais le pauvre garçon n'avait pas été payé en retour avec la même monnaie. La jeune femme pour laquelle il se consumait avait même douché ses espoirs avec une morgue qui le marqua au fer rouge. Depuis, il considérait toute relation amoureuse comme une dépendance. Or, Ulysse ne voulait dépendre de rien ni de personne, n'être attaché à rien de matériel ni d'organique. Un Diogène des temps modernes que je soupçonnais, à la différence de l'original, d'avoir recours à des professionnelles lorsque la nature venait réclamer son dû à son corps blanc et sec.

J'étais décidé à serrer les dents et à tenir bon. Chaque jour de passé était un jour de gagné mais également, aussi déplaisant que cela fût, un jour où grandissait mon ressentiment envers Claire. J'aurais aimé m'épargner cette amertume mais elle s'imposait à moi.

Il faut bien admettre que la rancœur et la colère sont plus faciles à vivre que la tristesse et le sentiment de culpabilité ; elles font de solides béquilles pour l'homme blessé. Elles présentaient aussi l'avantage de m'aider à tenir ma ligne de conduite : ne surtout pas revoir Claire. « Ce qu'on te reproche, cultive-le, c'est toi », écrivait Cocteau. Eh bien, j'allais cultiver, labourer et récolter, assumer fièrement ce que j'étais et ce pour quoi on m'avait si violemment rejeté. Terminé les examens en catimini et les consultations honteuses, Charlie aurait carte blanche avec ma carte verte.

Je me vautrai dans les échographies, me roulai dans les radiographies et pataugeai dans la scintigraphie. J'enfilai les ostéopathes, naturopathes, homéopathes, étiopathes, magnétiseurs, kinésithérapeutes, réflexothérapeutes, phytothérapeutes, sophrologues, comme on enfile des perles. Mon exploration me conduisait toujours plus loin, sur des terres que de moins en moins de patients avaient foulées de leurs pieds. Je cédai aux délices de la chromothérapie, de la médecine anthroposophique et de la lithothérapie déchélatrice. Mon appétit était toujours plus grand et l'inspiration de Charlie sans limites. Sans lui, je n'aurais pas connu la thérapie EMDR, qui repose sur des mouvements oculaires, ni le syndrome de stress post-traumatique qu'elle est censée soigner et qui frappe les personnes ayant eu à craindre l'immédiateté de leur propre mort : victimes d'attentat, d'agression, d'accident graves… et moi.

Chaque jour charriait son lot de nouvelles expériences. Après avoir appris qu'on pouvait lire dans une goutte de sang séché l'état de santé de son propriétaire (les craquelures qui apparaissent sont très différentes selon que vous êtes anémique ou diabétique), je me piquai le doigt, dans un état d'excitation et d'appréhension mélangées. Je me mis à rire aussi. Non que ma situation s'y prêtât particulièrement mais parce que, selon les préceptes de la gélothérapie, le rire agit sur le système parasympathique et libère des endorphines stimulant le système immunitaire.

Pendant plusieurs mois, Charlie fut à la fête. Comme un enfant à qui on aurait donné les clefs de la confiserie, il voulait goûter à tout. Il aurait aimé pousser son avantage aussi loin que possible en obtenant notre départ pour la Drôme et sa mythique forêt de Saoû mais il ne l'obtint pas. Quelque chose en moi me disait que Claire ne s'était pas éloignée de son école et de ses élèves, ces petits chanceux qui avaient le privilège de continuer à la voir tous les jours. Fuir la pollution électromagnétique signifiait aussi m'éloigner d'elle et malgré la rancune que je lui vouais pour m'avoir laissé seul avec mes démons, je ne pouvais me résoudre à mettre six cents kilomètres entre nous deux.

Respecter le serment que je m'étais fait de ne pas prendre de ses nouvelles ne m'empêchait pas d'apprécier l'idée que nous étions restés géographiquement proches l'un de l'autre. Si le destin était d'humeur joueuse, il pourrait décider de nous faire nous croiser par surprise dans ce Clamart qui avait été le théâtre d'une première rencontre huit ans plus tôt. Cette fois, ce serait peut-être devant la gare ou au beau milieu de l'avenue Jean-Jaurès ou alors à l'intersection des rues Condorcet et Gambetta. Et si c'était dans le bois où j'emmenais gambader Guronsan ? Promener mon chien était le meilleur moyen que j'avais trouvé de m'assurer qu'il n'était pas empaillé.

Je redoutais une telle rencontre tout en l'appelant de mes vœux. J'en voulais à Claire mais je m'en voulais à moi tout autant. Je savais l'affaire pliée mais je croyais à un miracle. En somme, je n'étais pas au comble de mon acuité mentale. À tel point qu'une idée folle germa sous mon crâne déboussolé. Mon premier amour ne s'appelait pas Claire mais Sophie. Il n'était pas blonde mais rousse, avait les yeux marron et le plus beau sourire de la 1re B2 au lycée Saint-Exupéry de Mantes-la-Jolie. Et si Sophie Grazzi m'attendait quelque part ? Et si elle n'avait jamais réussi à m'oublier, même dans les bras de Romain, le beau gosse que je voulais décapiter avec un couteau émoussé ? Le destin m'avait peut-être rendu ma liberté pour que vingt ans après, elle et moi, nous reprenions le fil de cette histoire interrompue.

Je fis des recherches sur le web et dans cet incunable qu'on appelle « annuaire », je prospectai sur les réseaux sociaux, en vain. Sophie Grazzi ne resurgirait pas de mon passé pour enfiler la blouse blanche que Claire avait laissée dans la penderie. Je me consolai car, tout bien considéré, ce n'était pas elle mon premier amour. Non, c'était Agnès Michaud, la fille des voisins du quatrième aux Mureaux, qui m'auscultait avec son stéthoscope en plastique violet alors que je n'avais pas encore six ans. Non seulement elle m'auscultait mais en plus elle riait de bon cœur en le faisant. Aurait-elle été la femme parfaite pour moi ? Allez savoir pourquoi, un sursaut de bon sens me commanda de ne pas imaginer que nous pourrions reprendre, trente ans après, le fil de notre histoire interrompue. Agnès Michaud resta le nom d'un joli souvenir.

REGRETS ÉTERNELS

La vie m'accueillit après neuf mois d'attente,
la mort m'a cueilli au sortir d'un été pluvieux.
Thomas Lutraux

Il est seize heures et la voix de Sinatra retentit sous la voûte gothique. « Fly me to the Moon » est une chanson faite pour l'acoustique de l'église Saint-Joseph de Clamart. Le timbre suave de *The Voice* s'élève jusqu'à la croisée d'ogives avant de redescendre vers la nef et d'aller caresser les murs, plus habitués jusque-là aux chants grégoriens. Une voix comme celle-ci vous réchaufferait même les pierres les plus froides. Sinatra, grand pécheur devant l'éternel, accueilli dans la maison du Seigneur, j'aimais l'idée.

D'autant que si mes funérailles sont religieuses, c'est bien pour accéder aux désirs de mes parents. Sans être de fervents pratiquants, ils ont toujours considéré qu'il valait mieux rester en bons termes avec le Tout-Puissant dans l'hypothèse où il existerait. Inutile de jouer les bravaches le jour du grand départ en provoquant la colère divine si c'est pour se retrouver interdit de fête foraine une fois arrivés là-haut. Montrons-nous craintifs et respectueux ici-bas si c'est le prix à payer pour avoir droit aux tours de manège à volonté et à la barbe à papa gratuite, une fois les cumulonimbus passés.

Je comprends les croyants. J'aurais aimé l'être au lieu de me perdre en conjectures métaphysiques sur la mort, le pourquoi, le comment et l'après, à en avoir le vertige. Je peux l'affirmer en connaissance de cause : réfléchir sur la Fossoyeuse donne le tournis lorsque l'on est convaincu qu'elle est synonyme de néant, d'un sommeil sans rêves. C'est comme se balancer au-dessus du vide. Heureux mes parents et tous les croyants qui remplissent ce vide avec leurs espérances.

J'étais en tout cas convaincu que si Dieu avait le bon goût d'exister alors il ne pourrait se sentir offensé d'entendre chez lui la voix du plus grand crooner que la terre eût jamais porté. Sinon, rien que du classique, ma route vers l'au-delà est balisée. Mines graves, mouchoirs et étreintes sont de rigueur. Les yeux des émotifs sont rouges et les lunettes des pudiques, noires. Certains en portent parce qu'ils aimeraient faire croire qu'ils ont pleuré. Je soupçonne mon rédacteur en chef d'être au nombre de ceux-là. Il s'est tout de même fendu d'un entrefilet dans le journal pour exprimer le vide immense que ma disparition allait laisser et il prospecte dans tout Paris pour trouver celui qui poursuivra mon œuvre et conservera le lecteur sous pression.

Le cercueil « Tombeau acajou » (essence tiama) est élégant sans être ostentatoire : 1,98 m de long, 0,68 m de large et 0,43 m de hauteur sous couvercle. Bon choix de milieu de gamme, plus classe que le « Parisien chêne » et plus discret que l'« Américain ». La qualité française à l'état brut. À peine sorti du corbillard (ma première voiture noire), son aspect « vernis brillant à l'eau » reflète le bleu du ciel et les mouvements alentour, ce qui anime d'un peu de vie cette boîte qui en manque terriblement. Il semble avoir été astiqué avec soin avant son entrée en scène. Pourtant, au moment où les employés des pompes funèbres se saisissent des quatre poignées en zamak, mon beau-frère, François, ne peut s'empêcher de venir essuyer du revers de la manche une trace sur le couvercle qu'il est manifestement le seul à avoir vue. Je ne peux le blâmer de vouloir me faire arriver sans taches dans ma dernière demeure. Ma sœur Frédérique prend sur elle et se retient de l'étrangler sur place. Un seul mort suffit.

M. Gentil, mon voisin, regarde d'un air inquiet mes quatre porteurs marcher lentement et d'un air impassible vers l'intérieur de l'église. Il pense probablement à ceux qui seront investis de la même charge – mais pas du même poids – le jour où sa dernière heure sera venue. Une lourde responsabilité.

Ils auront été recrutés dans une salle d'haltérophilie, chez les Déménageurs Bretons ou sur des docks, pour être capable de déplacer le Tombeau acajou ou le Parisien chêne fait sur mesure. Leur visage violet sera raccord avec la chasuble du prêtre et leur cou gonflé les fera ressembler à des crapauds accomplissant leur parade amoureuse. À chaque pas, l'assistance retiendra son souffle en se demandant si c'était le dernier. Oublié le défunt, il n'y en aura que pour les quatre vivants suant à grosses gouttes pour lui permettre de réaliser son dernier voyage – et qui le haïront sans l'avoir jamais connu.

On les applaudira quand retentira le bruit sourd du cercueil posé lourdement devant l'autel. Certains pleureront peut-être, comme dans *Les Misérables* lorsque Jean Valjean soulève la charrette qui écrasait le malheureux Fauchelevent. Des larmes non pour celui qui s'en va mais pour ceux qui l'ont porté à bout de bras. Un véritable détournement d'émotion, un vol de chagrin. Hors de question. M. Gentil, qui a entamé bien des choses (comestibles) mais jamais un régime, est prêt à réagir pour ne pas se faire voler la vedette le jour de ses funérailles. Une chose devrait le rassurer : il laissera un vide immense.

J'aurais aimé que la tradition ne se perdît point et que l'on continuât de recruter les porteurs parmi les proches du défunt. Si l'on m'avait demandé mon avis, j'aurais mis en tête de liste le Dr Hausler. Lui qui m'a supporté pendant toutes ces années de vaines consultations aurait pu me porter au moins une fois. Lui qui a examiné mon corps sous toutes ses coutures, au point de le connaître mieux que le sien, qui l'a ausculté, palpé, sondé et parfois même soigné, aurait apprécié le fait de pouvoir établir un ultime contact, même séparé de moi par une planche d'acajou de trois centimètres d'épaisseur. Il se serait du même coup senti un peu utile, faute d'avoir pu l'être en m'évitant de me retrouver là où je suis à présent.

Pour l'heure, il est assis au troisième rang, perdu dans ses pensées, semblant réfléchir aux limites de la médecine moderne, les cheveux toujours en bataille mais la mine un peu moins rigolarde que de mon vivant.

Pardonnez-moi, je manque à tous mes devoirs car vous vous demandez peut-être de quoi je suis mort. La question est légitime. Malheureusement, je suis en peine de vous répondre. Je n'en ai même aucune idée. La maladie, bien sûr. Si selon saint Matthieu, « Celui qui a vécu par le glaive périra par le glaive », alors celui qui a vécu pour la maladie périra par la maladie. Il ne manquerait plus qu'après avoir passé une vie à l'attendre, un chauffard lui ait coupé l'herbe sous le pied en décidant de m'envoyer dans le décor ou qu'une crampe à la piscine m'ait fait couler à pic alors que le maître-nageur, victime au même moment de la piqûre paralysante d'une araignée « ermite brune », se trouvât dans l'impossibilité de me porter secours. L'ironie de la vie, passe encore. L'ironie de la mort, non merci !

Nous dirons donc une maladie et qui se sera montrée à la hauteur de mon attente. Pas de demi-mesure, quelque chose de puissant et qui atteint sa cible à tous les coups. Je refuse le cancer « à la papa », qu'on se traîne gentiment pendant des années et qui donne la grosse tête à votre médecin parce qu'il a l'impression d'avoir dompté la bête. Non, je veux du crabe mais du méchant, du foudroyant, celui qui vous attrape dans ses petites pinces et qui serre très fort, du genre qui rend humble les mandarins de l'institut Curie.

Je me fais souvent le film de mon enterrement. Impossible de penser quotidiennement à la mort sans y associer le folklore qui l'accompagne. C'est aussi, j'en conviens, un pur plaisir narcissique. Imaginer s'accaparer toute la peine de ses proches, les voir réunis autour de ma dépouille pour communier dans la tristesse. Ce doit être pour ne pas gâcher ce cadeau fait à mon ego que je zappe la phase préliminaire, celle qui m'a mené tout droit dans le trou. Elle me dérange parce que je ne suis pas sûr, mais alors pas sûr du tout, de faire montre d'une grande dignité en la traversant, d'appartenir à la caste de ceux qui se révèlent dans l'épreuve. Ceux-là sont des seigneurs, ceux-là sont l'élite, ils gardent la tête haute et ne s'effondrent pas. Ils ne lâchent rien et font face avec sagesse et courage, parfois même avec humour. Comme les autres, ils ressentent la peur mais ils décident de ne pas la transmettre à la famille et aux amis. Le fardeau de leurs proches est suffisamment lourd pour qu'ils n'en rajoutent pas. Ils font de beaux héros de cinéma, ceux que les acteurs célèbres se battent pour incarner, mais le plus incroyable est qu'ils existent aussi dans la vraie vie. Les médecins sont là pour en témoigner et dans leurs yeux, on peut lire de l'admiration et du respect.

Je doute fortement être fait de ce bois-là et emporter à l'heure dite, comme Cyrano, mon « panache » dans la tombe. Je me vois plus volontiers barboter dans le marigot du commun des incurables, en proie à une panique qui, sans être infamante, n'ajouterait rien à l'estime que j'ai de moi-même.

En me projetant directement au terminus de vaines tentatives thérapeutiques, je m'évite ce genre de remises en question dérangeantes. Une fois à la place du mort, impossible de ne pas être à la hauteur, d'être « trop » ou « pas assez ». Un mort n'est jamais décevant. Ni brillant, ni surprenant, ni énervant. Il n'est pas sujet à commentaires. Il est mort et c'est tout ce qu'on lui demande d'être. Étrangement, il tient le premier rôle dans son enterrement alors que tout lui échappe, car ce n'est pas sur lui que repose la réussite de la cérémonie mais sur les autres, les vivants. Ainsi, l'assistance est censée offrir une large palette de têtes d'enterrement. Au choix, les visages seront tristes, déconfits, défaits, hagards, dubitatifs, incrédules, graves, crispés, résignés ou sans expression. Quelques-uns dans le lot seront méconnaissables, dévastés par le chagrin, mais point trop n'en faut.

Ma mère fait partie de cette dernière catégorie. Elle a le droit, c'est ma mère tout de même. Elle doit penser qu'il en aurait été autrement si j'étais resté placé sous sa protection, qu'une mère ne devrait jamais laisser ses petits quitter le nid, et qu'elle paye le prix de son abandon de poste. Au poids du deuil s'ajoute celui de la culpabilité. Pardon maman mais tes genouillères et tes laits chauds n'y auraient rien changé.

Mon père lui non plus n'est pas au meilleur de sa forme. Pour un être qui a toujours été guidé par la logique, il n'y en a aucune à voir son fils partir avant lui. « Avant l'heure, c'est pas l'heure », doit-il se dire pour lui-même, ne faisant pas profiter exceptionnellement ma mère de sa sagesse proverbiale. Vu son air hébété (autre nuance dans les têtes d'enterrement), je ne suis pas sûr qu'il vienne à l'esprit de ce grand amateur d'horlogerie que ma dernière heure était venue ou qu'elle avait sonné. On peut lire la même incompréhension dans le regard de l'oncle Roger. À quatre-vingts ans passés, il toise mon cercueil acajou en gardant ses distances. Je crois qu'il évite de s'en approcher de trop près pour ne pas y apercevoir son propre reflet. Il y a un plaisir sadique à inviter les vieux aux enterrements.

Un bon public ne garantit pas à lui seul la réussite de vos funérailles. Le point d'orgue en sera toujours l'éloge funèbre, qui doit faire prendre conscience à chacun de la chance qu'il a eue de vous avoir connu. Il est recommandé de ne pas trop tirer sur la corde sensible au risque de noyer votre enterrement sous un torrent de larmes, le plus sûr moyen de lui faire prendre l'eau. « Le mieux est l'ennemi du bien », vous dirait papa.

Un bel éloge privilégie la simplicité, la sobriété et l'humilité, le tout avec des mots bien choisis. Certes, vous n'avez pas particulièrement œuvré à la grandeur de l'humanité mais pour autant, le genre humain n'a pas à rougir de votre passage sur Terre et ce n'est déjà pas si mal. Vous n'avez été ni tueur en série ni dictateur ni producteur d'émissions de télé-réalité. Vous n'avez ni violé ni torturé ni voulu éradiquer aucun peuple de la surface du globe et jamais vendu le temps de cerveau disponible de vos téléspectateurs à des vendeurs de lessive pour qu'ils refourguent leur camelote *en prime time.*

Mais vous n'avez pas non plus trouvé le vaccin qui aura sauvé des millions de vies, vous n'avez pas tricoté des moufles pour les petits lépreux de Calcutta et si certains d'entre vous sont allés à Oslo, ce n'était pas pour y recevoir le prix Nobel de la paix. Vous avez gentiment mené votre petite vie tranquille, sans faire de vagues, sans déranger vos voisins et en payant vos impôts. Le problème est que nous sommes nombreux à former cette majorité silencieuse. Tout l'art de l'éloge funèbre consiste à en extraire le défunt, en racontant l'Histoire d'une personne sans histoires.

Mon meilleur ami, Ulysse, est l'homme de la situation. Avec lui, ma nécro est entre de bonnes mains, « *The right man at the right place* ». Je ne vois personne d'autre pour le job tant je connais la finesse de sa plume de chef du service politique à *Investigation.* Premiers rôles ou figures montantes de la République, vieux briscards retors ou jeunes loups affamés, de droite ou de gauche, tous recherchent l'insigne honneur d'être portraiturés par Ulysse, même s'ils savent qu'il ne les ménagera pas, qu'il ne laissera dans l'ombre aucun de leurs travers ou faux pas.

J'ai heureusement droit à plus de bienveillance. Sur le ton qui convient, où l'émotion est perceptible mais sans nuire au message, il a recours aux règles que doit appliquer tout bon journaliste de presse écrite. Dans son éloge du défunt, il donne à voir ce que je fus, il met ma vie en relief, il en fait toucher du doigt les aspérités. Il colorie mon oraison au milieu d'une assemblée désespérément en noir et blanc. Quelques anecdotes judicieusement choisies et brillamment racontées, des phrases que j'ai prononcées et des confidences que j'ai faites, Ulysse a une excellente mémoire et un talent certain pour donner de la chair à son récit. Il met soigneusement en pratique le précepte autrefois édicté par Françoise Giroud, selon lequel il faut de la « pâte humaine » pour intéresser le lecteur.

Il se sert de tout, de mon apparence physique, de ma façon de parler, de bouger, de mes habitudes et réussit la prouesse de me rendre vivant à mon propre enterrement. Il me fait sortir de ma boîte en acajou pour un dernier tour de piste et il s'en faudrait de peu pour que je n'aille serrer des mains dans l'assistance. En l'écoutant, ceux qui me connaissaient déjà ont l'impression de mieux me connaître encore. En professionnel aguerri, Ulysse sait que n'importe quelle vie recèle son lot de petits événements, qui la rendent intéressante pour peu qu'on sache les raconter. C'est au journaliste que cette tâche incombe. Il aurait fallu inviter à mon enterrement de jeunes reporters pour qu'ils en prennent de la graine. J'en pleurerais d'admiration et de reconnaissance si je le pouvais, le travail bien fait est si rare de nos jours. Merci Ulysse et chapeau l'artiste ! Quelle chance j'ai eue de t'avoir pour ami, qui d'autre que toi aurait su me faire quitter la scène de si belle manière. Heureusement, je suis mort avant toi.

Merci aussi à toi, Claire. L'idée de confier mon éloge à Ulysse est forcément la tienne. Tu sais combien nous étions liés et combien cela le toucherait d'être sollicité par toi pour cette mission ultime et intime.

Bien sûr, tu es là, accompagnée d'Élodie pour te soutenir dans l'épreuve. Je n'ai jamais pu imaginer quelqu'un d'autre que ta meilleure amie à tes côtés dans ces circonstances, et sûrement pas un homme. Et quand bien même aurais-tu eu un amant, je te voyais mal le sortir du placard le jour de mon enterrement. C'est définitivement au-delà de ma capacité de représentation que d'entrevoir un nouveau compagnon t'enveloppant de son affection pendant que tu essaies de contenir l'émotion qui déferle en toi. L'image de cet homme et de sa main posée sur ton épaule viendrait gâcher le film de mes obsèques alors que je le veux sans taches. Il ne manquerait plus qu'il soit en plus le père de cet enfant que tu as renoncé à avoir avec moi.

Depuis deux ans, je n'ai jamais conçu que cette petite famille puisse exister et cette idée m'aide à me tenir droit dans ce champ de ruines qu'est devenue ma vie affective. Sans nouvelles de toi, je peux me figurer ton existence à ma convenance et, dans ce tableau, il n'y a aucune main d'homme sur ton épaule ni de biberon en train de chauffer dans la cuisine. Il y a juste une femme blonde aux yeux clairs qui se demande si elle n'a pas fait la plus grosse bêtise de son existence.

La différence entre mon enterrement d'avant notre séparation et celui que je scénarise depuis serait plutôt dans la nature de l'émotion qui te saisit. Il m'arrive aujourd'hui d'y mettre une dose variable de culpabilité pour m'avoir laissé affronter seul le mal qui m'a emporté, pour t'être gentiment moquée pendant huit ans de ma peur de la maladie alors qu'elle a bel et bien fini par me faucher comme du blé mûr. Mais ce petit plaisir pervers est de courte durée. L'idée de te savoir rongée par la culpabilité ne m'est pas plus agréable que cela, elle peut même devenir franchement déplaisante si je passe trop de temps dessus.

Mais où est donc Frédérique ? Je n'ose croire qu'elle a séché l'éloge funèbre de son grand frère. Il n'y a dans cette église ni ascenseur hostile ni escalator agressif qui auraient pu l'empêcher de me rejoindre. La cérémonie n'a pas drainé une marée humaine à même de lui faire rebrousser chemin. Aussi lu soit-il, aucun journaliste de la presse écrite ne réunira à ses funérailles les quatre-vingt mille personnes qui se sont pressées à celles d'Elvis Presley, aucun n'aura un cortège de dix-sept limousines blanches, même ceux d'*Auto Magazine*.

Non, Frédérique n'a pas séché. Elle est là, son mètre soixante-dix-neuf lui permettant de surplomber toutes les autres femmes de l'assistance et plusieurs hommes aussi. Elle semble un peu ailleurs, un peu larguée, comme quand nous étions petits et que je lui demandais la différence entre les hépatites B et C ou s'il valait mieux avoir un diabète de type 1 ou 2. Contrairement à maman et à Claire, dont l'expression montre qu'elles savent où elles se trouvent et pourquoi, la troisième femme de ma vie paraît étrangement absente. Son visage est un masque, son regard est vide et ses gestes sont mécaniques. Traverser mon enterrement comme une somnambule, c'est sa façon de rendre supportable l'insupportable. Se mettre en mode veille et ne faire vivre qu'à son enveloppe charnelle ce passage obligé qui, de toute façon, ne changera rien à l'affaire.

Jusqu'au moment où une étincelle de vie rallume ses yeux. Elle s'avance alors vers Claire à qui elle prend la main avant que toutes les deux ne se dirigent vers le cercueil qui trône pour quelques instants encore sur la pierre froide de la nef. Là, dans un silence de mort – le plus approprié –, la brune et la blonde se recueillent devant mon Tombeau acajou en continuant de se tenir la main. C'est magnifique, on croirait François Mitterrand et Helmut Kohl à Verdun. « Ô temps ! Suspends ton vol, et vous, heures propices ! Suspendez votre cours : laissez-moi savourer les rapides délices. Du plus beau de ma mort ! » (Lamartine ou presque). C'est l'acmé de mon inhumation, l'image forte de mes funérailles, celle que je me passe et me repasse quand je trépasse. Les deux femmes qui ont fait ce qu'elles pouvaient pour me préserver de moi-même et que j'ai aimées en retour aussi intensément qu'un frère et qu'un mari peuvent le faire, sont trois pas devant l'assistance et me disent « au revoir » à l'unisson. Il y aurait une belle photo à faire pour le journal et qui mériterait la couv.

Cette minute de grâce s'achève lorsque Frédérique vient déposer un baiser sur le vernis satiné de mon couvercle en bois massif. Nulle ride ne vient barrer son front à l'idée que je sois enfermé dans une boîte de 1,98 m sur 0,68 m, fermée par huit vis et que je vais y passer beaucoup plus de temps que dans n'importe quel ascenseur au monde. Rien ne viendra ternir la beauté de cet instant parfait, tout en émotion contenue.

Dès lors, le reste n'est qu'accessoire(s) : le recueil de condoléances, les plaques, les fleurs… Je veux croire qu'au moins une gerbe avec inscrits dessus les mots : « Nous l'avons tant aimé », aura été envoyée par un collectif de tous ces médecins dont j'ai couru les cabinets à en user mes semelles. Je les ai amplement payés par anticipation, mes chrysanthèmes. Quant à mon épitaphe, j'en ai une toute prête pour le jour où mon film deviendra réalité. Le sens en échappera à ceux qui la liront et pourtant elle résumera qui j'étais : « Ici reposent Thomas et Charlie, paix à son âme. »

DEUX ANS DÉJÀ ET QUARANTE ANS BIENTÔT

Je ne peux pas sombrer au passage des quarantièmes rugissants car j'évolue déjà depuis longtemps sous la ligne de flottaison.
Thomas Lutraux

Charlie a trouvé sa nouvelle idole : le rat-taupe glabre. Ce minuscule rongeur vit en Afrique de l'Est, dans des souterrains qu'il ne quitte jamais. Attention, ce rat-taupe n'est pas un rongeur comme les autres. Pour commencer, son physique le distingue de ses congénères. Sans poils et avec deux incisives proéminentes plantées sous le museau, on se demande quelle revanche la nature a voulu prendre sur cette pauvre bestiole. Avec une bobine pareille, pas étonnant qu'il ne remonte jamais à la surface de la Terre. Oui mais voilà, Dame Nature n'est pas à une contradiction près. Elle en a aussi fait un animal extraordinaire, en ce sens qu'il ne connaît pas le cancer et ne montre aucun signe de vieillissement jusqu'à sa mort, vers l'âge de trente ans. « La vieillesse est un naufrage », disait le général de Gaulle. Visiblement l'homme du 18 juin ne connaissait pas le rat-taupe glabre. Il devait ignorer aussi qu'atteindre cet âge relève du miracle pour un animal d'à peine trente grammes ; songez que sa cousine la souris pousse son dernier râle au bout de quatre ans seulement ! En même temps, le rat-taupe sait-il, lui, qui était le général de Gaulle ? Sans trop m'avancer, je dirai que non.

Toujours est-il que ce rongeur increvable mérite les honneurs de mon prochain article dans *Investigation*, 4500 signes enthousiastes et tout à sa gloire. Un prodige de la nature qui laisse Charlie rêveur lorsqu'il pense à ce gène P16, auquel la science attribue cette stupéfiante vitalité et dont on pourra peut-être un jour reproduire les effets chez l'être humain. « Il était une fois un rat fort laid qui se cachait du monde des hommes et qui jamais ne tombait malade… » Voici le genre d'histoire à même de le rendre un peu moins grincheux qu'à l'accoutumée et susceptible de l'aider à s'endormir le soir.

Je dois admettre que j'ai peut-être excessivement cédé à l'excitation en écrivant hier soir mon article sur le rat-taupe glabre. Mes lecteurs s'interrogeront sur les raisons d'un tel emballement pour un animal qui a de bonnes chances de laisser les chercheurs perplexes pendant au moins quelques dizaines d'années encore. Ils ne connaîtront jamais le pourquoi de mon exaltation et ne sauront pas que derrière le rat, une femme se cachait. Une femme aux cheveux blonds et à la peau claire, une femme dont le souvenir m'empêche de voir toutes les autres, une femme dont je ne suis toujours pas guéri. Hier, à 17 h 58, elle a rompu un silence de deux ans. C'est le SMS le plus important que mon *smartphone* ait reçu depuis notre séparation. Deux ans, 24 mois, 730 jours, 52017 heures passées sans elle.

« Bonjour Thomas, je n'ai pas oublié que tu m'as demandé de ne pas te donner de mes nouvelles. Si je reviens vers toi, c'est que j'ai besoin de te voir et de te parler. Aurais-tu un moment à m'accorder ? Je t'embrasse, Claire. »

Rien que de lire son prénom s'afficher sur mon portable m'a fait l'effet d'être un réservoir siphonné. Étrange impression, comme si on venait de me greffer des membres en coton. Plus de chair, de nerfs, de muscles et d'os, seulement de la ouate. Peut-être pour amortir le choc. Mes jambes démissionnèrent et je dus m'asseoir, en proie à une crise d'hypoglycémie sentimentale. J'ai lu et relu ce message sans interruption jusqu'à 18 h 03 avant d'adopter la fréquence moyenne d'une lecture toutes les cinq minutes et ce jusqu'à vingt-trois heures environ.

Difficile de rester concentré sur un rat dans ces conditions. « Si je reviens vers toi, c'est que j'ai besoin de te voir et de te parler. » Planté au cœur de la phrase, le mot « besoin » peut-il évoquer autre chose que le manque ? Ce manque qui me bouffe la cervelle depuis deux ans, Claire en souffre donc elle aussi. Peut-être pas aussi intensément – et encore, qui sait ? – mais en tout cas suffisamment pour rompre le silence. Ce qui me renvoie au début de la phrase, le plus beau début de phrase qu'il m'ait été donné de lire jusqu'à ce jour, deux mots qui valent toute La Pléiade réunie : « Je reviens. »

Je vais essayer de résister autant que possible au pouvoir euphorisant de ce SMS qui m'a déposé tout là-haut sur un nuage. Il n'est pas dit que je puisse garder un comportement rationnel et mesuré en attendant le moment de me retrouver devant Claire. La ferveur dont j'ai fait preuve à l'égard du rat-taupe glabre est un premier avertissement. D'abord, répondre sur un ton neutre et dégagé. L'heure de lui dire combien son absence a été le pire mal dont j'ai souffert pendant deux ans n'est pas encore venue.

« Bonjour Claire, retrouvons-nous jeudi à 18 h 30 au *Café Ruc*, si cela te convient. Je t'embrasse, Thomas. »

Jeudi, c'est-à-dire après-demain. *Investigation* paraissant le mercredi, le jeudi est un jour calme à la rédaction, le jour idoine pour me préparer à notre rendez-vous et réfléchir aux mots que j'utiliserai quand elle me dira ce que je crois qu'elle me dira. Jeudi, le jour où nous reprendrons le film là où il s'est arrêté.

Non, plutôt le jour où nous en démarrerons un nouveau. Ce ne sera pas une suite du premier mais un *reboot*, comme ils disent à Hollywood, une nouvelle version, encore meilleure. D'ailleurs, je suis sûr que Claire aura su lire entre les lignes de mon SMS. Je n'ai pas choisi le *Café Ruc* par hasard. C'est là, place du Palais-Royal, que nous avons pris, il y a dix ans, notre premier verre ensemble, un thé aux fruits rouges pour elle et un jus de tomate bio pour moi. Il n'y a pas d'endroit plus emblématique pour refermer la détestable parenthèse de ces deux dernières années.

Tout juste mon excitation est-elle tempérée par un autre événement à venir. Je vais avoir quarante ans. Dans huit jours exactement, je franchirai ce cap symbolique, que ni Boris Vian, ni Bruce Lee, ni Mozart, ni Ayrton Senna, ni Gagarine, ni Van Gogh n'ont franchi. Pas plus que Rimbaud, Che Guevara, John John Kennedy ou Claude François, les uns emportés par la maladie, les autres par un virage en épingle ou la mauvaise idée de vouloir se rendre en avion au mariage d'une cousine alors qu'on n'a pas terminé sa formation de pilote. Cela fait déjà de moi un survivant. Je vais aborder une décennie que d'autres ne connaîtront jamais et que je pensais moi-même ne pas devoir atteindre il y a vingt ans.

Quarante ans, l'âge de l'expérience et de la maturité, censées nous aider à vivre pleinement l'instant présent. Malheureusement, l'instant présent n'a jamais été le fort de Charlie, il préfère l'instant d'après, voire bien après. Vingt et un an et neuf mois après, pour être précis. La dernière statistique de l'Institut national des Études démographiques est sans appel : pendant que le rat-taupe glabre fait de vieux os six pieds sous terre, l'homme voit son espérance de vie en bonne santé c'est-à-dire sans handicap – baisser régulièrement depuis quelques années. Elle se situe aujourd'hui à 61,9 ans pour les hommes et 63,5 ans pour les femmes.

Mon quarantième anniversaire est donc pour Charlie

l'occasion en or de me vendre le diagnostic génétique qu'il a prévu de longue date mais sur lequel j'ai toujours exprimé d'immenses réserves. Pourtant, l'affaire peut être promptement menée.

En quelques clics, l'internaute lambda est désormais capable de savoir quelles maladies le guettent sournoisement. En commandant sur des sites américains un kit de prélèvement de salive à renvoyer par la poste, on peut savoir ce qui, de l'Alzheimer, de Parkinson, de l'infarctus ou de la thrombose veineuse, risque le plus de nous faire prendre un raccourci pour le cimetière le plus proche. Quelques dizaines d'euros, deux semaines d'attente et le verdict tombe dans notre boîte aux lettres, entre la note de gaz et une super promo pour le Salon du cuir. Au lieu d'user notre salive dans des conversations sans intérêt avec des interlocuteurs sans intérêt, Charlie juge plus intelligent d'en laisser un jet dans une éprouvette afin d'analyser notre génome.

— C'est la médecine du futur, mon p'tit gars !

— Je ne suis pas convaincu.

— Et si tu apprends que rien de grave ne se profile à l'horizon, que tu as de bonnes chances de faire de vieux os ? Tu as pensé à ça, mon p'tit gars ?

Champagne ! Charlie en mode optimiste, une grande première ! Il était décidément prêt à toutes les roublardises pour remporter la partie et cracher sa salive dans l'éprouvette.

— De toute façon, Hausler n'y croit pas à ce genre de test, il me l'a dit.

— Hausler est un carabin qui est resté à l'âge de pierre, il devrait laisser tomber sa blouse blanche pour enfiler une peau de bête. Moi, je te parle de vivre avec ton temps, pas plus, pas moins ! Je te cause d'une médecine personnalisée ; avec ta salive envoyée à un labo américain, ce sera *professional* Pas de bla-bla, juste des résultats, du technique, du clinique. Le labo américain, il ne risque pas d'être influencé par ce qu'il sait de nous car il nous connaît aussi peu que toi et moi on connaît l'insouciance !

Charlie sait être cynique, c'est même l'une de ses spécialités, mais je ne peux pas dans le cas présent lui donner tort. L'insouciance m'est aussi étrangère que la joie de vivre à la fille gothique des voisins du troisième, je n'en connais que le mot. Cela pourrait me permettre d'éviter l'écueil sur lequel s'échoue, sans comprendre ce qui lui arrive, le quadragénaire fringant.

Repu d'une vie professionnelle et familiale qui l'a contenté au-delà de ses espérances, il voit fondre sur lui comme une buse affamée la crise du milieu de vie, la *midlife crisis*, comme la nomment ces Américains qui analysent nos jets de salive entre deux cheeseburgers. Étant établi qu'elle se caractérise par une sensation de fatigue, des montées d'angoisse et des phases dépressives, qu'elle nous place devant l'évidence que nous ne disposons pas d'un temps infini et nous fait prendre conscience de la vacuité de notre existence, alors je peux l'affirmer : j'ai commencé ma crise de la quarantaine à l'adolescence et elle s'est poursuivie depuis sans interruption. La *midlife crisis* est l'histoire de ma vie.

UNE TENTATIVE DE SAUVETAGE

On devrait pouvoir se faire interdire chez les médecins comme on se fait interdire dans les casinos.

Thomas Lutraux

Claire est en retard. Cela ne lui ressemble pas. A-t-elle changé d'avis ? Impossible. Quand une femme choisit de revenir vers l'homme qu'elle a quitté, après deux ans de réflexion, ce n'est pas pour que cela fasse « pschiiiiit » à la dernière minute. Je ne laisserai pas mon esprit être pollué par des pensées de cette nature, le doute restera à la porte du *Café Ruc*. À la table d'à côté viennent de s'asseoir deux sexagénaires, liftées mais détendues. Elles commandent du vin blanc pendant que j'échafaude des barrières mentales contre la peur de ne jamais revoir Claire. Ce serait bien si elle ne tardait plus à présent, mon vernis de sérénité risque de craqueler pour me laisser apparaître dans ma vérité nue. Je commencerai alors à gigoter sur la banquette en moleskine rouge, je froncerai les sourcils, me mordrai les lèvres, me gratterai en différents endroits du corps et laisserai ma jambe droite battre frénétiquement une mesure imaginaire.

Dépêche-toi, mon amour, je ne veux pas te donner à voir cette première image de moi, deux ans après le dernier regard échangé. Elle pourrait t'effrayer. Pour occuper mes mains, j'ai passé commande. Elles encerclent maintenant un verre de jus de tomate bio, qui risque de se briser sous la pression. J'espère que Claire saisira la portée du symbole, la même boisson qu'il y a dix ans. Si elle demande un thé aux fruits rouges, j'aurai la confirmation que nous sommes branchés sur une longueur d'onde identique.

Mes voisines de table ont chacune un verre de Pouilly-fumé posé devant elles. Chacune a ses priorités tissulaires, à ce que je peux en juger. L'une s'est visiblement attaquée au relâchement du bas de son visage. Ses bajoues sont redevenues des joues mais elle tire un peu sur sa bouche pour se désoler du fléau de l'aide sociale dans notre pays. L'autre a préféré traiter les rides du front, les pattes d'oie et se faire remonter les sourcils. Je ne saurais dire s'il faut attribuer son air attentif à un intérêt réel pour les dérives de l'assistanat ou à son lifting frontal.

Claire n'a pas changé d'avis. Elle est là, à me chercher du regard à peine entrée. Premier effet observé, à 18 h 07 : une accélération de mon rythme cardiaque, que je situerais autour de 110 pulsations par minute, et ma température corporelle qui grimpe de quelques degrés. Surtout, garder le contrôle.

Je fais un geste de la main pour être repéré et j'essaye d'afficher un sourire bienveillant en la regardant me rejoindre. Plus elle s'approche et plus je m'aperçois que quelque chose a changé en elle. Ses yeux sont toujours aussi verts, ses cheveux aussi blonds, mais elle a maigri et semble fatiguée. Je ne pensais pas pouvoir lire sur son visage les stigmates de notre séparation. Cela m'attriste. Et moi qui me demandais si elle en avait souffert autant que moi.

— Bonjour, Thomas.

— Bonjour, Claire.

Je retiens l'automatisme « Tu as l'air en forme » qui se présentait à mes lèvres. Il serait déplacé. Elle n'a pas l'air en forme et doit le savoir.

— Désolée pour mon retard.

— Aucune importance.

— Je suis heureuse de te voir.

— Moi aussi. Qu'est-ce que tu veux boire ?

— Un café.

— Ah… J'aurais parié sur un thé.

— Ça aurait pu mais pour l'instant ce sera un café.

Patience, Thomas. Au bar, le sachet de thé aux fruits rouges attend son heure.

— Comment vas-tu ?

Je lui dis que je vais bien, je lui parle de mon travail, de mon article sur le rat-taupe glabre et de mon rédacteur en chef toujours le mètre-étalon au rayon des têtes à claques. Et aussi de Frédérique, d'Ulysse et de Guronsan. Je lui dis que je continue d'aller à la piscine le samedi – ma vie m'apparaît dans toute sa monotonie quand je la raconte. Je juge plus pertinent de laisser de côté la cascade de thérapies expérimentées depuis deux ans.

Elle me parle à son tour de son travail, de l'école Jean-Monnet où elle enseigne toujours, de l'appartement qu'elle a trouvé à Châtillon – je savais qu'elle n'était pas loin ! Elle me donne des nouvelles d'Élodie et de son horrible moutard. Nous savons, elle et moi, que l'essentiel n'est pas là mais nous tenons à respecter la tradition occidentale du hors-d'œuvre avant d'attaquer le plat principal.

— J'ai demandé à te voir, Thomas, car j'aimerais te parler de deux choses.

Nouveau coup de chaud, pendant que mon palpitant se met à jouer du tambour. « Deux choses » ? Revenir et quoi d'autre ?

— D'abord, je pense qu'il est temps pour nous de songer à divorcer.

Les deux sexagénaires liftées viennent de montrer leurs verres vides au serveur. Elles n'ont aucune idée du drame qui se joue à côté d'elles. À deux pas de la Comédie française, quelle ironie !

Je crois qu'il va falloir m'habituer à ressentir tous les deux ans le sol se dérober sous mes pieds. La dernière fois, c'était pour une séparation que je n'avais pas vu arriver, cette fois-ci pour une réconciliation que je croyais acquise. Récapitulons : le 14 Juillet et Noël, c'est tous les ans, la Coupe du monde de football, tous les quatre ans et ma vie qui se disloque, tous les deux ans. Une biennale du cataclysme. Juste une habitude à prendre. Entendre Claire me dire qu'elle souhaite trancher le dernier lien subsistant entre nous me plonge dans un état dont je commence à bien connaître les manifestations physiques. Bizarrement, ce sont les mêmes qu'il y a trois jours, à 17h58 précisément, l'heure de son SMS. Je ressens le fourmillement que provoquent des milliards de globules rouges qui explosent en même temps, ils cessent d'oxygéner mes organes et m'engourdissent les membres. À cette différence près que le SMS m'a fait toucher les étoiles alors que j'aimerais présentement demander à la Terre de bien vouloir m'engloutir pour ne jamais me recracher.

— Cela fait deux ans, Thomas. Tu ne crois pas qu'il serait temps de régulariser notre situation ?

— Oui, peut-être…

Dans les semaines qui avaient suivi le départ de Claire, le divorce était un objectif hors de ma portée. Ma plaie béante me rendait même inapte à simplement l'envisager. Puis, je m'étais dit que le couperet tomberait bien assez tôt et qu'il serait plus sage de la laisser s'avancer sur ce terrain. Le temps passant, je m'étais raccroché à l'idée que si elle ne le faisait pas, c'est qu'elle ne le souhaitait pas. À partir de là, tous les espoirs m'étaient permis.

Erreur d'analyse fatale que je paye aujourd'hui. Claire a voulu nous donner un peu de temps pour que l'affaire se règle dans un climat apaisé. Elle n'a jamais pensé faire machine arrière. Ces deux années ne lui ont pas servi à réaliser son énorme erreur mais lui ont permis, au contraire, d'être sûre de son choix, qu'il n'y en avait pas d'autre possible. Ce n'est pas mon absence qui a tiré les traits de son doux visage mais d'autres soucis. Créés par un autre homme ? La question arrive sans prévenir à mes lèvres et celle-ci je ne peux la retenir.

— Tu veux divorcer parce que tu as rencontré quelqu'un, c'est ça ?

Qu'on en finisse, qu'elle me donne l'estocade et qu'on jette mes restes aux chiens errants.

— Puisque tu me le demandes, non, je n'ai rencontré personne.

Pas d'homme. C'est encore pire que ce que je pensais. Elle veut écrire le mot « fin » sur notre histoire, sans que j'aie eu à souffrir la moindre concurrence. Aucune passion pour obscurcir son jugement, pas d'élément perturbateur, juste une décision mûrement réfléchie et annoncée calmement.

— Et toi ?

La question me paraît saugrenue tant la réponse me semble évidente.

— Personne.

Je voudrais m'enfuir, quitter le *Café Ruc* sur-le-champ, partir très loin et laisser derrière moi ce jeudi pourri. À quoi bon prolonger le supplice, elle ne commandera pas de thé aux fruits rouges. Je mets sur le compte d'une tendance masochiste ma volonté de ne pas en rester là.

— Tu es bien sûre que c'est ce que tu veux ?

— Oui, Thomas.

— Je ne te manque pas ?

Mon jus de tomate ne m'a pas suffi, j'ai envie de boire le calice jusqu'à la lie.

— Si, je pense souvent à toi…

— Tu me manques aussi.

— … Mais tu es ce que tu es, Thomas, et quand je suis partie, ce n'était pas sur un coup de tête.

— Pourtant, tu ne l'as pas eu cet enfant que tu désirais tant.

Mon ton est devenu cassant.

— Pas encore.

— Et tu es toujours célibataire.

— J'ai eu d'autres priorités à gérer.

— Lesquelles ?

Elle fait une pause avant de me répondre, puis plante ses yeux verts droit dans les miens.

— C'est l'autre chose dont je voulais te parler…

Elle me fixe toujours.

— Thomas, je suis malade.

Première secousse. Je ressens le besoin urgent d'avaler une grande goulée d'air.

— Malade, c'est-à-dire ?

— J'ai un cancer.

Seconde convulsion, violente. La tête me tourne. Par miracle, je suis assis. J'ai du mal à respirer mais j'essaie de le cacher. Ma voix devient blanche.

— Un cancer ?

— Oui, un cancer du sein.

Je ne sais pas quoi dire, j'encaisse.

— Sans métastases, pour le moment.

À nouveau le silence. Thomas, tu dois te ressaisir.

— Tu l'as su comment ?

— J'ai senti une grosseur sous mon sein gauche, j'en ai parlé à mon gynéco.

Je n'en crois pas mes oreilles, nous venons d'entamer une conversation sur le cancer de Claire. Il me faut continuer à parler, coûte que coûte, pour ne pas laisser la panique me submerger.

— C'était quand ?

— Il y a un an.

Un an et elle ne m'a rien dit.

— Qu'est-ce que tu as fait, quand tu l'as su ?

— Ce qu'on m'a dit de faire. Ablation de la tumeur et radiothérapie, un peu de chimio aussi. Comme on a découvert le problème assez tôt, les médecins sont plutôt optimistes. Tu vois, on peut dire que j'ai eu de la chance dans mon malheur. Bien sûr, je ne suis pas à l'abri d'une rechute.

Je peine toujours à respirer, et ces maudites palpitations qui ne s'arrêtent pas.

— Voilà, tu sais tout.

Je sais tout et je suis tétanisé. Pourtant, Claire a pris soin de m'exposer la situation avec simplicité et sans manifester d'émotion particulière. Pas de crise de larmes, ce n'est pas son style. Seul son visage trahit la rudesse des traitements qu'elle a subis. Elle enchaîne aussitôt :

— Comment tu te sens ?

— Tu es sûre de ne pas inverser les rôles ? C'est plutôt à moi de te poser la question.

— Il y a eu des périodes difficiles mais je suis en train de reprendre du poil de la bête, même si je n'en ai pas encore l'air. Alors, comment tu te sens ?

— Je crois qu'il va me falloir un certain temps avant d'accepter l'idée du cancer…, de ton cancer.

— Ne mets pas trop de temps. Il s'est invité alors il faut faire avec.

— Pourquoi tu ne m'as rien dit il y a un an, quand tu l'as appris ?

— Je ne voulais pas t'inquiéter, tu le fais déjà très bien tout seul, et je n'avais pas besoin de ça à ce moment-là.

Depuis plusieurs minutes déjà, une autre question rebondit sur les parois de mon crâne comme une boule de flipper.

— Et pourquoi me le dis-tu maintenant ?

Claire semblait s'attendre à la question mais elle prend à nouveau quelques secondes pour réfléchir.

— Parce que je vois les choses d'une autre façon aujourd'hui.

— De quelle façon ?

— Je veux t'aider.

— Je ne comprends pas.

Dois-je aussi m'inquiéter pour sa santé mentale ?

— Note bien que je n'ai pas cherché à avoir ce truc juste pour que ça te serve de thérapie mais puisqu'il est là…

— En quoi cela peut-il m'aider de savoir que tu es malade ?

— C'est l'occasion d'être enfin confronté à tes peurs.

— Je n'ai pas ta force, Claire, ça a toujours été comme ça.

— Mais tu peux la trouver ! Peut-être qu'en me voyant ici, devant toi, le cancer cessera d'être cette chose abstraite que tu redoutes de manière totalement irraisonnée, peut-être que ton rapport à la maladie en sera changé.

— C'est raté. Là, tout de suite, j'ai peur pour toi. Je crève de peur !

— C'était déjà le cas quand nous vivions ensemble. Comme tu peux le voir, ça n'a pas empêché ce qui devait arriver d'arriver.

— Comment me faire à l'idée que tu vas peut-être…

Je m'interromps brutalement. Trop tard.

— Mourir ? C'est une éventualité qu'il ne faut pas écarter mais ne m'enterre pas trop vite, s'il te plaît. Regarde mon cancer pour ce qu'il est, une maladie grave mais que l'on soigne de mieux en mieux. Comme je te l'ai dit, mon traitement donne de bons résultats et mes médecins sont confiants. Alors c'est vrai, je vais devoir attendre encore avant de savoir si je suis sortie d'affaire et d'ici là, je ferai un bout de chemin avec ce machin.

Ainsi, Claire fait partie de ceux qui se révèlent dans l'épreuve, qui gardent la tête haute, qui font face et ne lâchent rien. Je n'en suis pas vraiment surpris.

— Et toi, tu n'as pas peur ?

— Je ne suis pas aussi forte que tu le penses. Bien sûr que j'ai peur ! Mais je ne la laisserai pas prendre le contrôle sur ma vie. Tes angoisses à toi, Thomas, te bouffent l'existence. Tu ne crois pas que le temps est venu de les remettre à leur place ?

Cela sous-entend de remettre Charlie à sa place. Il ne se laissera pas faire.

— Cette épreuve que tu traverses en sera une pour

moi aussi, Claire, tu dois t'en douter. Je sais ce que le fait de le dire peut avoir d'indécent mais…

— Je te connais, Thomas, c'est pourquoi j'ai voulu que tu saches la vérité. Ce cancer est là alors autant essayer de le rendre utile. Peut-être qu'en me voyant l'accepter, tu l'accepteras toi aussi. Et si chacun de nous deux était capable de remporter son épreuve ?

— Tu penses que je suis malade ?

— Nous le sommes tous les deux mais moi je ne peux pas faire autre chose que suivre les indications des médecins, l'issue du combat ne m'appartient pas. Toi, tu tiens ton destin entre tes mains. Tu peux briser le cercle vicieux dans lequel tu t'es enfermé tout seul, tu peux enfin consentir à la fragilité de l'existence.

Elle marque un temps d'arrêt, comme pour laisser le temps à ses paroles de s'imprimer dans l'hémisphère gauche de mon cerveau, celui de la compréhension.

— J'ai pensé pouvoir provoquer le déclic dont tu avais besoin.

Elle parle déjà au passé. Vite, la retenir par la manche.

— Et si je brisais le cercle, tu reviendrais ?

S'ensuit un silence que je ne veux pas interpréter.

— Je ne sais pas. Imagines-tu de vivre avec une cancéreuse ? Rien que ce mot, tu dois l'apprivoiser. Et même guérie, la menace de la récidive pèsera sur moi pendant des années, tu pourrais l'assumer ?

S'ensuit un silence qu'elle risque d'interpréter.

— Je me rends compte en te voyant ici, Thomas, devant moi, que je tiens encore énormément à toi, c'est la réponse à une question que je me posais. Mais l'idée de reprendre notre relation m'effraie. J'y vois comme un retour en arrière alors que j'ai besoin, plus que jamais, d'aller de l'avant.

Je reste muet, de peur de faire s'enfuir le petit rayon de soleil qui vient d'apparaître.

— Laisse-moi un peu de temps pour y réfléchir.

Puis elle me dit qu'elle doit y aller, elle prend son manteau et m'embrasse sur la joue.

— J'aimerais tant que ce foutu cancer te serve à quelque chose.

Je reste seul sur la banquette rouge. La position assise me paraît toujours être la plus adaptée à mon état après notre conversation. Avant de franchir le pas de la porte, elle se retourne vers moi et m'adresse un signe de la main. J'essaie de sourire à la plus belle personne qu'il m'ait été donné de rencontrer dans ma vie.

À côté de moi, les deux sexagénaires liftées viennent de commander leur quatrième tournée de Pouilly-fumé.

495 € garage

M. Louvier

06.89.47.40.21

Le repenti

Pour fabriquer le papier de toutes mes ordonnances,
on a certainement abattu plus d'arbres
que ne l'a fait la tempête de 1999.
Thomas Lutraux

Mercredi 7 avril. Nous y sommes. J'ai quarante ans. Je commence aujourd'hui cette décennie comme j'ai terminé, hier, la précédente. La peur au ventre. Ni un grain de beauté aux contours irréguliers ni une douleur au niveau des lombaires n'en sont à l'origine. Ma boîte aux lettres est seule responsable. Je l'ouvre chaque matin en redoutant d'y trouver une enveloppe de Claire, contenant les papiers du divorce. Elle me signifierait à quelle décision l'a menée sa réflexion mais depuis six jours que nous nous sommes vus au *Café Ruc*, rien.

De mon côté, je tente de me remettre de la commotion causée par ses annonces. La détonation a été assourdissante et l'acouphène est persistant mais je n'ai pas le droit de craquer, pas après la leçon de courage qu'elle m'a administrée. Je dois tenir bon, me mettre à son niveau. Elle n'attend pas que je m'effondre mais que je réagisse. En m'offrant comme cadeau d'anniversaire sa maladie, elle a fait preuve d'une grandeur d'âme dont je dois me montrer digne. Ce matin, j'ai eu droit sur mon portable à une piqûre de rappel : « Bon anniversaire, Thomas. Que tes quarante ans soient l'âge de la renaissance. Je t'embrasse, Claire. » Elle m'aime toujours, j'en suis sûr à présent. Mais elle ne reviendra que si je sais mettre à profit son impulsion. Nous ne nous retrouverons que si elle ne me reconnaît pas. Elle avait raison en me le disant jeudi dernier : je tiens mon destin entre mes mains.

La force de Claire est contagieuse. Depuis six jours, je la sens se répandre en moi et irriguer un à un mes vaisseaux, mes muscles, mes nerfs. L'électrochoc qu'elle m'a fait subir commence à produire ses effets, il a réveillé une volonté dont je ne me croyais plus capable. Volonté de renaître, comme elle m'y invite, à l'âge ou d'autres commencent à s'essouffler, de vivre le processus de la *midlife crisis* à l'envers. Je me sens prêt, je relève le défi. En route pour ma *midlife resurrection* !

Charlie a senti le vent tourner. Depuis le *Café Ruc*, il ne s'est pas manifesté. Pas d'interpellation, pas d'injonction, plus d'admonestation. Rien que le silence et la paix intérieure. J'ai montré ma résolution en renonçant au test génétique qu'il appelait de ses vœux, ainsi j'accepte de ne pas connaître mon risque médical. Même ce désaveu cinglant ne l'a pas fait sortir de sa réserve. Pas plus de réaction lorsque j'ai annulé coup sur coup trois rendez-vous chez des spécialistes et une biopsie prévue de longue date. Devant ces actes marquant une nouvelle ère, la ligne a été coupée sans étincelles. Charlie s'est retiré sur la pointe des pieds. J'en ressens un vide troublant.

Le Dr Hausler, lui, a réagi. Sans nouvelles de ma part depuis jeudi, il s'est inquiété et m'a appelé pour savoir si tout allait bien. Oui, cher docteur, je vais bien, mieux que je n'ai jamais été, il se trouve simplement que je viens d'entamer une cure de désintoxication. Faites passer le message à tous vos confrères, qu'ils ne comptent plus sur moi pour payer les études du petit dernier. Qu'ils s'attendent par ailleurs à être désormais étrillés sous ma plume, désolé mais ma rédemption en passe par là.

Je vais étaler au grand jour ce que je savais mais que Charlie m'empêchait de voir, coucher sur le papier de mes articles les petits arrangements et les grosses combines du milieu médical et pharmaceutique. Je pointerai du doigt la collusion entre médecins et laboratoires, les pratiques incestueuses de blouses blanches qui siègent dans des instances sanitaires tout en cachetonnant auprès des labos. Mes lecteurs doivent savoir que la calamiteuse campagne de vaccination contre la grippe A et l'affaire du Mediator ne sont que deux scandales qui en cachent beaucoup d'autres.

Je raconterai les maladies qu'on invente, les normes qu'on modifie – cholestérol, tension artérielle ou glycémie – pour transformer des bien portants en malades. Je listerai les médicaments qu'on présente comme des nouveautés alors qu'ils ne sont que des copies, les traitements qui sont efficaces mais qu'on retire du marché faute de rentabilité, ceux qui continuent d'être commercialisés alors qu'ils sont dangereux. Je deviendrai le poil à gratter de la toute puissante industrie pharmaceutique, qui lance ses hordes de visiteurs médicaux à l'assaut des hôpitaux et de la médecine de ville. Je dirai comment ils hypnotisent les généralistes pour écouler les quelque cinq mille médicaments que contiennent leurs attachés-cases et faire en sorte que neuf consultations sur dix se soldent par une prescription.

Je révélerai les fortunes que les laboratoires, engagés dans une course aux parts de marché, dépensent en marketing et les profits colossaux qu'ils engrangent. J'écrirai le récit des essais thérapeutiques que ces multinationales mènent dans les pays de l'Est, en manipulant médecins et patients. Je vais passer aux aveux comme un mafioso repenti et jeter un éclairage cru sur des pouvoirs qui préfèrent l'ombre à la lumière. Je serai le Tomaso Buscetta de cette Cosa Nostra. L'homme à abattre.

Dans ma confession, il sera fait état que manger cinq fruits et légumes par jour réduit certes le risque de cancer mais seulement à la marge, que les produits bio sont bons pour la santé mais pas meilleurs que ceux issus de l'agriculture traditionnelle. Pour racheter mon âme, je vais brûler tout ce que j'ai adoré dans un bûcher purificateur et l'on verra les flammes de loin. Mon rédac' chef va être aux anges.

Mon téléphone portable est sous surveillance. J'ai répondu au message d'anniversaire de Claire en lui proposant de nous retrouver pour un dîner cette fois-ci. Le temps nécessaire pour la convaincre qu'aucun stéthoscope ne viendra plus se mettre entre nous, pour lui dire que je l'ai toujours plus aimée que n'importe lequel de mes médecins. Je n'attendrai aucun signe. Peu m'importe qu'elle demande ou non les lasagnes qu'elle commanda lors de notre premier dîner il y a dix ans, je suis désormais prêt à faire avec l'imprévisibilité de l'existence.

Cela m'engage à accepter l'idée qu'elle puisse ne pas remporter son combat contre la maladie mais quelle qu'en soit l'issue, je veux être là pour le mener à ses côtés. Il est temps de lui rendre une petite part de tout ce qu'elle m'a donné, de lui tendre la main au moment où elle trébuche. Juste retour des choses.

Je compte lui dire que dans notre nouvelle vie, il y aura de la place pour trois, dès qu'elle le pourra, dès qu'elle le voudra. J'ai compris que si je refusais aussi obstinément ce bébé, c'était pour ne pas la voir s'occuper d'un autre enfant que moi. Mais tout ça est fini. Je vais grandir et me grandir, cesser de voir l'avenir comme un trou noir prêt à m'engloutir. Je donnerai la vie au lieu de ne penser qu'à ma mort et si l'état de Claire ne nous le permet pas dans un délai raisonnable, alors nous adopterons. « Un enfant peut rendre meilleurs ceux qui le font », m'a-t-elle dit il y a deux ans. J'en accepte l'augure. En contrepartie, je promets de ne pas me faire un sang d'encre pour lui, de l'encadrer sans l'étouffer et de veiller à ce que personne ne lui offre d'*Encyclopédie médicale* avant sa majorité.

Moi, Thomas Charlie Pierre Lutraux, quarante ans en ce jour, je suis en route vers ma guérison. À l'aube de la seconde moitié de ma vie, je me refuse à n'être pour Claire qu'un espoir déçu. Je fais le serment de devenir celui qu'elle mérite et qu'elle a trop longtemps attendu : un mari et non un malade, un homme qui n'a pas que ses maux à la bouche, qui se réveille le matin avec un mal de tête en se disant que ce n'est rien d'autre qu'un mal de tête. Croix de bois, croix de fer, si je mens…

— On fait un scanner.

— Charlie ?

L'hypocondrie est une affaire d'état.
Thomas Lutraux

TABLE

Achevé d'imprimer par Druckerei C.H.Beck
à Nördlingen (Allemagne)
en juin 2014
pour le compte de France Loisirs,
Paris

Composition et mise en pages réalisées
par Text'oh ! - 39100 Dole

N° d'éditeur : 77380
Dépôt légal : mai 2014
Imprimé en Allemagne